が知りたい

意《い》識《しき》障《しょう》害《がい》がわかる本

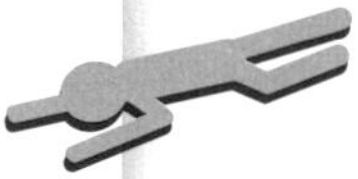

監修 一般社団法人 日本意識障害学会
加藤 庸子・黒岩 敏彦

総括編集 永山 正雄

西村書店

目次

【執筆者一覧】

（カッコ内は執筆担当のQ&A番号）

加藤 庸子	一般社団法人 日本意識障害学会 代表理事／藤田医科大学ばんたね病院脳神経外科 教授（はじめに）
寺岡 慧	東京女子医科大学 名誉教授／一般社団法人 日本移植学会 元理事長/国際医療福祉大学 元熱海病院長・元小田原保健医療学部長（1）
永山 正雄	国際医療福祉大学成田病院脳神経内科・予防医学センター 教授（1、6、13、18、スペシャルトーク、コラム）
星山 栄成	獨協医科大学救命救急センター 脳神経内科 准教授（2）
周郷 延雄	東邦大学医学部脳神経外科学講座（大森） 教授（3）
梁 成勲	国際医療福祉大学熱海病院脳神経内科 元講師（4）
横堀 將司	日本医科大学大学院医学研究科救急医学分野 教授（5）
若杉 雅浩	富山県立中央病院救命救急センター センター長（7）
篠田 淳	社会医療法人厚生会中部脳リハビリテーション病院 病院長（8）
眞野 惠子	藤田医科大学病院 副院長・統括看護部長（9）
谷川 阿紀	藤田医科大学地域包括ケア中核センター訪問看護ステーション 看護長（9）
前島 伸一郎	国立研究開発法人 国立長寿医療研究センター 長寿医療研修センター センター長（10）
大沢 愛子	国立研究開発法人 国立長寿医療研究センター リハビリテーション科 医長（11）
黒岩 敏彦	大阪医科薬科大学・名誉教授／春秋会城山病院 理事長（スペシャルトーク）

高木 清	我孫子聖仁会病院正常圧水頭症センター センター長（スペシャルトーク）
守谷 俊	自治医科大学附属病院さいたま医療センター救急科 教授（12）
小畑 仁司	大阪医科薬科大学 特任教授（14）
長田 乾	横浜総合病院神経内科／横浜市認知症疾患医療センター センター長（15）
足立 好司	日本医科大学武蔵小杉病院 前教授／春日居総合リハビリテーション病院 副院長（16、22）
荻野 雅宏	足利赤十字病院脳神経外科 部長（17）
松浦 広昂	藤田医科大学医学部リハビリテーション医学講座／藤田医科大学ばんたね病院リハビリテーション科（19）
森田 功	藤田医科大学医学部脳神経外科 教授（20）
樋口 佳則	千葉大学大学院医学研究院脳神経外科 教授（21）
葛田 衣重	千葉大学医学部附属病院感染制御部 特任研究員（23）
桑山 雄次	全国遷延性意識障害者・家族の会 代表

はじめに

本書は日本意識障害学会の第一線で活躍されている先生、看護職やリハビリ、ケースワーカーなど幅広い執筆者により、意識について皆様が疑問に思われる、知りたいポイントをひもといていただきました。いろいろな日常に遭遇する事例が出てまいります。

恐らく漠然とした言葉であった、実は人間性を発揮するもっとも大切な体の要になる意識について皆様と考えてみたいと思います。イラストや写真、図も豊富で理解しやすく構成しました。

ぜひ手に取っていただき、通読いただければ望外の喜びです。

日常生活にお役に立てることを執筆者一同願っております。

2024 年 7 月

一般社団法人 日本意識障害学会　代表理事
加藤 庸子

1 意識って何？

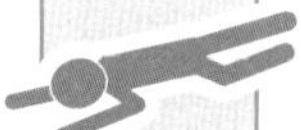

意識については医学のみならず心理学、脳科学、哲学、宗教など多くの分野で研究されています。分野によってその定義は異なりますが、医学的な定義には古くは「自分の周囲のことと自分自身のことが分かっている状態」というS・コッブの定義があり、「覚醒していて、自己の状態や、周囲の状況を認識できること」、「種々の知覚情報を受け取り、脳がこれを認識して、これらの刺激に対して反応を示しうる状態」とされています。つまり意識を基盤として、感情、思考、記憶、判断、知識などの精神活動があり、人類の長い歴史の中でこれらが高度に進化し、状況の判断と意志決定から芸術、科学の発展の礎《いしずえ》となったものと考えられます。

意識は脳の高次機能の所産とする立場から、意識についてお話ししましょう。

❶ 意識はどのようにして生じるか

1　意識の神経回路はどこにあるか（重層性と局在性）

視覚、聴覚、触覚、嗅覚、味覚などの体感情報は感覚刺激として、① **一次ニューロン**（この場合、上行性感覚路）により伝えられ、② **脳幹の上《じょう》行《こう》性《せい》網《もう》様《よう》体《たい》賦《ふ》活《かつ》系《けい》**（ARAS、近年は脳幹網様体賦活系ともいわれます）で中継され、③ **視《し》床《しょう》**を経て（嗅覚は視床を経由しません）、④ **大脳皮質**に投射され、そこでこれらの情報は判別、統合処理され、反応指令が発せられます（図1）。従って網様体

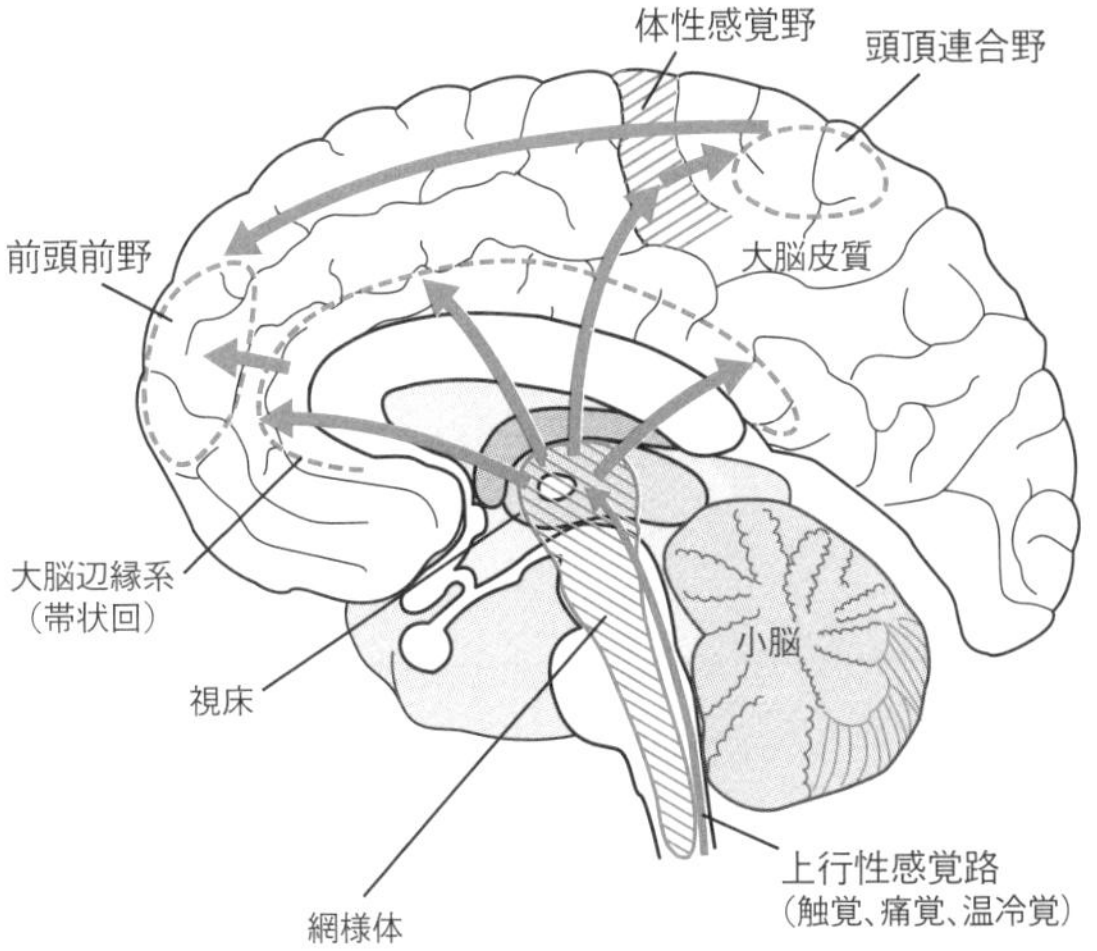

図1　上行性網様体賦活系

が障害されると意識障害を起こし、高度となると昏睡《こんすい》に陥ります。

この感覚刺激が意識を生じる過程は前記①から④のように階層性があり、また大脳皮質感覚野《や》にみられるように部位が局在しているのが特徴です（図2）。意識は投影される大脳皮質の感覚野から生じるのか、より高位のニューロン（神経細胞）から生じるのかについては議論があります。

外部刺激受容体からの信号に加えて、内部刺激（気道、消化管、尿路系などの深部刺激）受容体からの信号による感覚意識などが統合処理され、さら

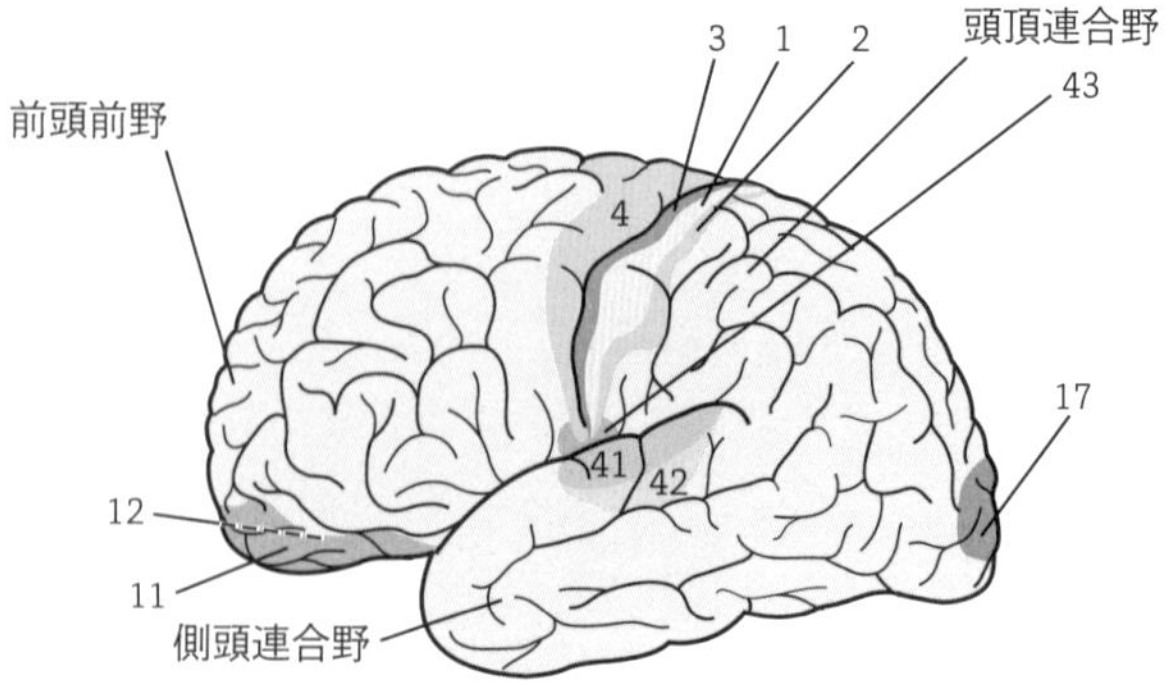

図2　感覚経路の投射（ブロードマン地図）

4野：一次運動野（中心前回）
3-1-2野：一次感覚野（中心後回）
43野：一次味覚野
41、42野：一次聴覚野
17野：一次視覚野
11、12野：嗅覚野

に認知的な観察と評価・判断が加わってより高次の意識が生じるのではないかと推定されています。

この高次の意識の中枢は**前頭前《ぜん》野《や》**と考えられています。大脳で感覚野《や》、運動野に属さない領域を**連合野**と呼び、**頭頂連合野**、**側頭連合野**、前頭前野（前頭連合野とも呼びます）などがあります。頭頂連合野では体性感覚情報、視覚情報などが統合され、また聴覚情報その他の感覚情報が統合されます。側頭連合野は聴覚野や視覚連合野からの情報を処理統合し、聴覚認知、視覚認知に関与します。頭頂連合野や側頭連合野で高次に処理された感覚情報は前頭前野に入力され、また前頭前野には視床、大脳辺縁系、視床下部、運動前野、さらに大脳基底核と双方向性の繊維連絡があり、前頭前野は認知・実行機能、意思決定などの中枢とされています。

2 神経経路と神経伝達物質

覚醒に関与する大脳賦活系には、①**モノアミン系神経伝達物質**（ノルアドレナリン、セロトニン、ドーパミン）による脊髄から大脳皮質にいたる覚醒系、②**視**

床皮質ニューロンによる大脳皮質賦活系、③アセチルコリンによる大脳皮質賦活系があります。

図3にあるように、脳幹にある青斑核《せいはんかく》のノルアドレナリン作動性神経と縫線核《ほうせんかく》のセロトニン作動性神経は、中脳の傍正中《ぼうせいちゅう》網様体と視床下部外側野を経由して、大脳皮質に広範に投射しています。これらのモノアミン作動性神経は、覚醒時に最も活発に活動し、徐波《じょは》睡眠（ノンレム睡眠のステージ3、4）中にはその活動は徐々に減少し、レム睡眠中にはほぼ停止します。これらの信号は大脳皮質に伝達され、上行性覚醒系の投射を増強します。またヒスタミン作動性神経、後述のオレキシンも覚醒の調整に関与しています。

中脳の被蓋核《ひがいかく》のコリン作動性神経は、中脳の傍正中網様体を経由して視床中継核、非特殊核、網様体に投射していて、覚醒時とレム睡眠時に活動は最大となります。また、コリン作動性神経は、覚醒時とレム睡眠時には視床網様核の抑制性神経の活動を抑制しています。視床網様核にはＧＡＢＡ（γ《ガンマ》-アミノ酪酸）作動性ニューロンがあり、視床中継核に抑制性の投射を送っています。セロトニン作動

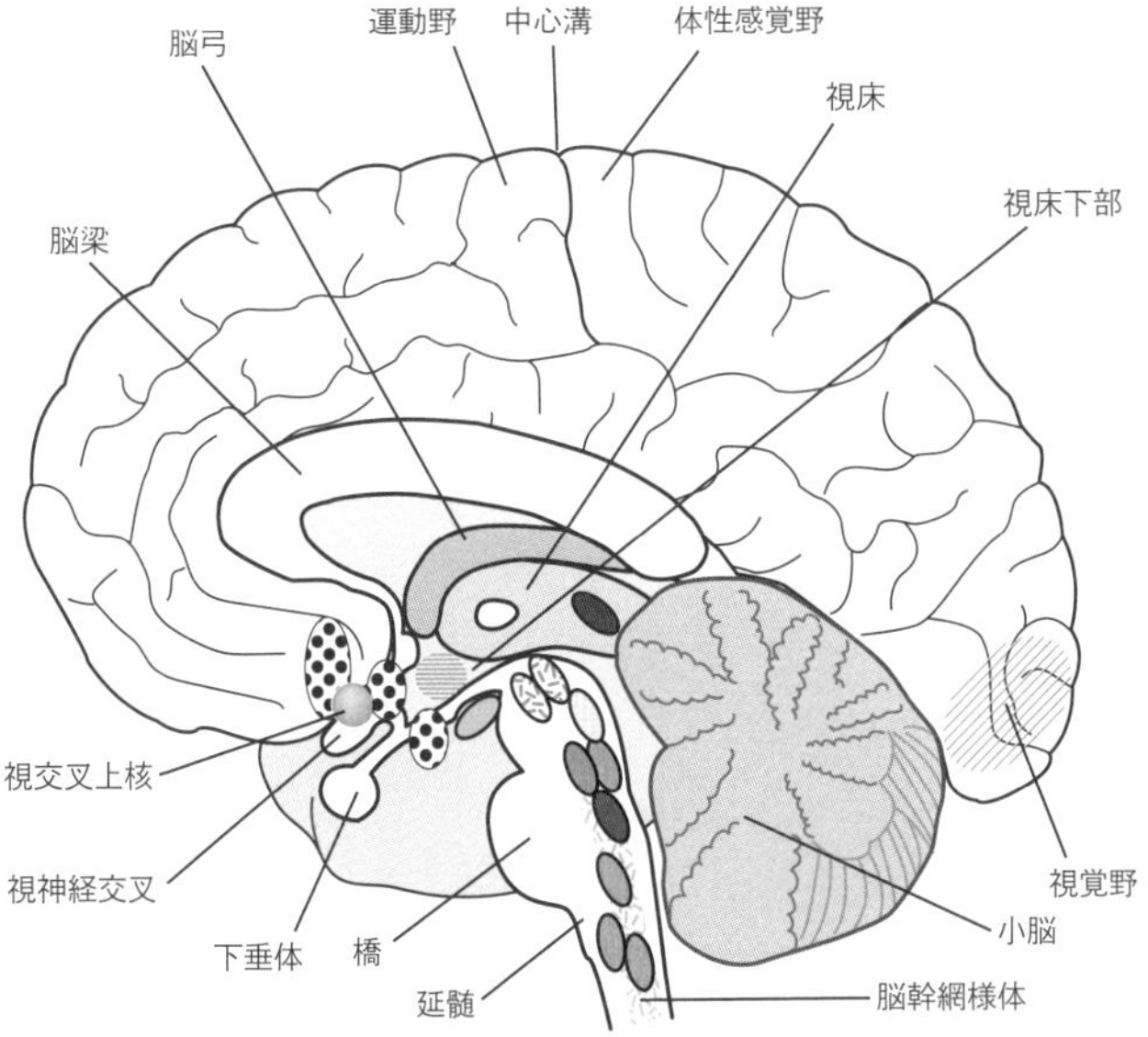

図３　睡眠・覚醒に関する神経伝達物質の産生部位

：青班核（NA）　：縫線核（S）　：腹側被蓋野・黒質（D）
：乳頭体（H）　：松果体（M）　：被蓋核（ACh）
：前脳基底部・中核核・マイネルト基底核（ACh）
：オレキシン産生細胞

性神経は脳のほぼ全域へ投射し、投射先の神経活動を調節することで、気分や記憶の調節に関与しますが、睡眠から覚醒させる覚醒神経としての役割を果たしています。

❷ 覚醒

　私たちが目覚めて意識的な活動を行うためには、脳幹のＡＲＡＳと大脳皮質の活動が不可欠です。ＡＲＡＳが刺激されると眠りから覚め、逆に破壊されると昏睡状態に陥ります。ＡＲＡＳの概念は１９４９年にＨ・Ｗ・マグーンにより提唱されましたが、その後ＡＲＡＳには覚醒に関与するニューロンの細胞体はないと判明したことから、網様体賦活系より上行性覚醒系という名称が適切であるとの見解もあります。

　大脳皮質に対する覚醒作用についてはＡＲＡＳの関与が重要で身体からの体感情報が大脳皮質に投射され、大脳皮質を活性化して覚醒状態となります。睡眠–覚醒のリズムは視床下部の視交叉上核《しこうさじょうかく》で生み出されると考えられています。①の

2で述べたモノアミン作動性ニューロン（神経細胞）の活動は覚醒時に最も活発で、徐波睡眠中は徐々に減少し、レム睡眠中にはほぼ停止します（表1）。

また視床下部に細胞体を持つオレキシン作動性ニューロンは、脳幹と視床下部のモノアミン作動性ニューロン系に投射され、それらに興奮性の刺激を与え、覚醒レベルの維持、覚醒・睡眠リズムの調節、摂食行動、代謝調節に重要な働きをしています。オレキシン作動性ニューロンの活性やオレキシンの血中濃度には日内変動があり、覚醒時に増加し睡眠時に減少します。オレキシン作動性ニューロンには生体リズムの光同調性制御の中枢である視交叉上核からの神経投射が認められます。オレキシン作動性ニューロンは視床下部に集約された情報を脳幹のモノアミン作動性

	覚醒	ノンレム睡眠	レム睡眠
ドーパミン作動性ニューロン	↑	↗	—
ノルアドレナリン作動性ニューロン	↑	↓	—
セロトニン作動性ニューロン	↑	↓	—
ヒスタミン作動性ニューロン	↑	↓	—

表1　覚醒・睡眠時におけるモノアミン系作動性ニューロンの活動

ニューロン、コリン作動性ニューロンに伝達する機能を果たすものと考えられています。

オレキシン作動性ニューロンは脳幹のＧＡＢＡ作動性介在ニューロンにも発現していて、ＧＡＢＡ作動性介在ニューロンの制御を行っています。当初、オレキシンは摂食行動を増進させることから、食欲を意味するギリシャ語の〝orexis〟にその名称が由来しますが、その変性・脱落によりナルコレプシーの原因となることから覚醒の維持に重要な役割を演じていることが判明しました。

大脳皮質のアセチルコリンは、脳の感覚入力処理における感覚ゲートとしての役割を持ち、認知機能の基礎となる注意・集中などに重要な機能を果たしています。大脳の線条体のＧＡＢＡ作動性投射神経の機能は、コリン作動性介在ニューロンと黒質からのドーパミン入力によって制御されています。

中脳の被蓋核コリン作動性ニューロンは視床へ投射され、ＡＲＡＳの一部として睡眠サイクルや覚醒レベルの調節に関与しています。また、被蓋核のコリン作動性ニューロンは黒質緻密部のドーパミンニューロンに投射しドーパミン放出を促進します。さらにコリン作動性ニューロンの海馬への投射は記憶の形成や強化に関与します。

以上より、覚醒には視交叉上核の生物時計を介する交感ニューロン系活性化、モノアミン系神経伝達物質増加、オレキシン分泌増加、GABA作動性ニューロン抑制、種々の覚醒系ホルモン分泌増加、深部体温の上昇などが総合的に関与します。

❸ 睡眠

睡眠にはレム睡眠とノンレム睡眠があります。レム睡眠は急速眼球運動（REM）を伴い、骨格筋が弛緩し身体は休息状態にありますが、脳波はシータ波（4～7Hz）が増加し、覚醒状態に近く、夢を見ることがあります。脳が活発に活動していて記憶の整理や定着などを行っているとされます。

ノンレム睡眠はREMを認めない睡眠、すなわち深い睡眠状態のことで、大脳は休息しており脳や体の疲労回復に必要な睡眠とされています。また代謝老廃物であるアミロイドβが除去されます。

レム睡眠とノンレム睡眠は約90分周期で変動します。ノンレム睡眠中にドーパミン濃度が一時的に上昇し、その直後にレム睡眠が開始されます。

睡眠と覚醒には約1日を周期とする概日《がいじつ》リズム（サーカディアン・リズム）があり、視交叉上核に生物の睡眠や行動の周期に影響を与える生物時計が存在します。光刺激が視神経を経て視交叉上核へ伝えられ、上頸《じょうけい》神経節を経由して松果《しょうか》体《たい》に達すると、松果体はメラトニンを分泌します。血中メラトニン濃度は夜間上昇し、日中は光刺激により抑制され、ほとんど検出されません。

血中濃度が夜高く日中に低い明暗サイクルを持つメラトニンは、生体リズムの調節に重要な役割を果たしていて、睡眠・覚醒リズムやホルモンの分泌リズムなどの概日リズムの調整作用を有します。しかし夜間であっても強い光刺激によりメラトニン分泌は減少します。従ってメラトニン分泌は、視交叉上核の生物時計のリズムと網膜から入力される光刺激の両者からの調整を受けていると考えられています。

メラトニンは脈拍、血圧、体温を低下させ睡眠に関与しますが、その他にも抗酸化作用、抗癌作用、免疫増強作用、性腺抑制作用など多彩な作用があります。またメラトニンはもともと、色素細胞に対する褪色《たいしょく》作用の研究の過程で入眠作用が発見され、入眠薬として発売されていますが、その作用はそれほど強いものではありません。

視床下部の視索《しさく》前野のGABA作動性ニューロンは、オレキシンやヒスタミンを分泌する神経群と直接シナプス接続し、これらを抑制して睡眠の開始と維持において重要な役割を果たしています。

もう一つの睡眠の要因は日中の疲労蓄積による睡眠欲求です。これに加えて生物時計を介する交感神経系作用低下、GABA作動性ニューロンによる覚醒系神経抑制、メラトニン分泌、覚醒作用のある種々ホルモンの分泌低下、深部体温低下などが総合的に睡眠の準備状態に関与します。

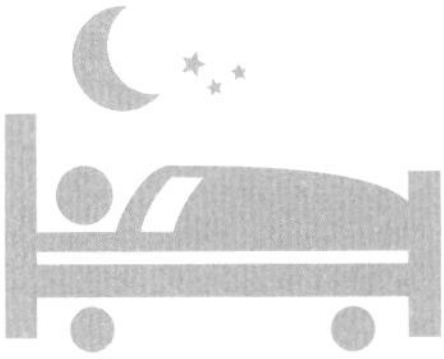

❹ 哲学・心理学の分野における意識

デカルトは「我思う、ゆえに我あり」という方法論的懐疑によって対象の認識、存在の明証性を証明しようとしました。眼で見ているものは真実か？ 錯覚ではないのか？ 感じることは事実か？ 夢を見ているのかもしれません。しかしこう疑う自分は間違いなく存在しています。認識の前提には存在がありますが、むしろこれは認識における主体と客体（対象）の関係を示すものといえます。

これはライプニッツにより、最も完全な認識である「悟性」、合理的推論を行う「理性」、感覚的把握を行う「感性」という概念に発展しました。この問題はドイツ観念論においてさらに掘り下げられ、フィヒテは個我の自己認識から「自我」という概念にたどりつき、自らを客体（対象）とする認識主観としての自我を「自己意識」と呼びました。

のちにフロイトは無意識（意識下）の精神活動を想定し、エス（イド）、超自我という概念を導入しました。エスは感情、欲求、衝動、幼少期に抑圧された経験が蓄積され、本能的な行為の動因となる性欲動（リビドー）と攻撃性（死の欲動）が根底にあると考えられ、視床下部が関与していると解釈されています。超自我はルール、道徳観、倫理観、良心、禁止などを自我とエスに伝える役割を持つと考えられています。フロイトは精神分析学上の概念として、それまでは意識された自己の意味で用いられていた自我の概念を、意識、前意識、無意識における心の構造を示すものとして規定しました。

❺ 意識に関するその他の事項

1 意識の神経相関

リンゴを見てそれが意識にのぼるときに脳のどの部位のニューロンが活動しているのか、すなわち主観的な意識と対応して変化する脳の活動部位の局在を追求する研究手法で、F・H・C・クリックとC・コッホによって開始されました。機能的MRI、SPECT《スペクト》などの脳イメージングを用いて精力的に進められています。

2 クオリア

たとえば「リンゴは赤い」などという私たちが感じたり経験したりする質（質感）のことで、意識にのぼってくる感覚意識や経験により形成されます（現象的意識）。従って視覚、聴覚、触覚などの感覚刺激が起点となり、視床（嗅覚を除く）を経由してそれぞれの皮質野に投射され、これらが統合され記憶として生じると考えられます。

しかし視覚において私たちが感知しうるのは波長３６０～８３０nmの可視光線のみで、そのもの自体と感覚でとらえられたイメージが同一とは限りません。聴覚においても同様で可聴周波数帯域はヒトでは20～２００００Hz（ただし低周波音も振動として感知しているとされ、逆に可聴帯域外の高周波成分により脳波α波が増強されるとの報告もある）です。また注視している箇所の解像度は高いのですが、その周辺（周辺視野）の解像度は低くなり、どの箇所を注視するかによっても異なります。

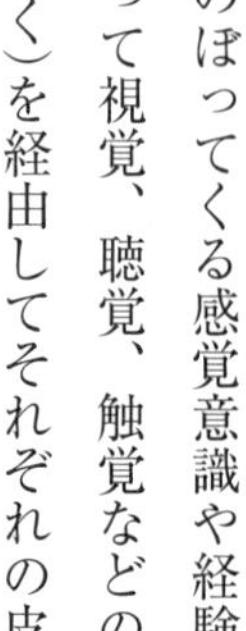

従ってこれらは個人や状況によっても異なり、同じものを対象としても異なる

と考えられます。さらに繰り返しの経験によって感情、記憶、思考、判断などにより最初のイメージが異なってくることもあり、またその際にも最初のイメージが強く残っていることもありえます。

中世以前はこのクオリアをもとに推論を重ね（演繹《えんえき》）、一つの知識体系が形づくられましたが、実証科学が誕生して以降は、私たちが感知しえない情報をも機器により測定・検知することによって新たな情報が加わり、その蓄積によって科学的な知識体系が形成されました。

経験した事象が置かれた状況が時系列で記憶されると「エピソード記憶」となりますが、これはクオリアを基盤としているとも考えられます。そしてこれらがさらに積み重ねられ、検証されて知識体系となり、これによって起こった事象を説明、判断し、意志決定が可能となります。このように「クオリア」「エピソード記憶」「（科学的）知識体系」は、意識から認識論へという脈絡において階層性を持っているとも解釈できます。

3 意識と無意識

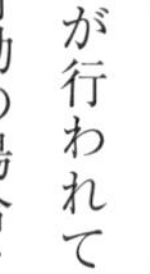

私たちの行動には意識しないで行われるものが数多くあり、その際に脳内ではどのような処理が行われているのでしょうか。それは意識的な（意志による）行動の場合と異なるのでしょうか。ボタンを押す意志決定とその実行の関係を、脳波、筋電図およびタイマーとしてオシロスコープを用いて検討した有名なB・リベットの実験では、意志決定の0.2秒後に動作が開始されますが、その意志決定の0.3秒前に脳波上準備電位が認められました。意志決定の時期の確認など方法論に問題はありますが、脳内の無意識的な過程（準備電位）が意志的な動作を準備するものであるなら、真に意志的な行動はありえないのではないか、という重要な問題を提起しました。

また刺激が感覚器に入力されているにもかかわらず、それが意識にのぼらないということはなぜなのでしょうか。統合情報理論では感覚入力からの必要な情報の統合がなされていないからと説明されています。

無意識に関する研究は現在においてもさかんに行われています。

2 意識はどんな原因で障害されるの？

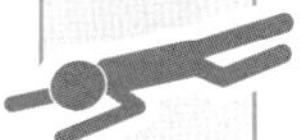

❶ 意識障害の原因は大別して二つ

意識障害は、原因検索と治療が患者さんの予後の鍵となります。意識障害の原因は多岐にわたりますが、一次性と二次性に大別されます。前者は、頭部外傷や脳血管障害などを含む器質性疾患、後者は、低酸素血症や循環不全、中毒、代謝異常などの全身疾患に続発するものがあります。器質的な脳障害では、両側《りょうそく》大脳や脳幹の障害によって意識障害が生じます。一方、全身疾患に伴う意識障害は、全般的な脳機能の低下によって生じます。

意識障害の鑑別には、古くから親しまれ活用されている、AIUEO《アイウエオ》 TIPS《チップス》があり、実際にどのような手順で原因を検索していくかを述べていきます（表1）。

❷ 意識障害のときはどんなことから確認すればいいの?

1 バイタルサインを見ましょう

ここでいうバイタルサインとは、気道A(Airway)、呼吸B(Breathing)、循環C(Circulation)です。Aに問題がある場合は、食物や痰詰《たんづ》まりなどの気道異物がないか、頸部や胸部の腫脹《しゅちょう》などによる圧迫病変はないかを見ます。Bに問題がある場合は、呼吸の仕方や呼吸回数を確認します。Cに異常がある場合は、脈を触れるか、また回数はどうか、手足は冷たくないかなどを見ます。

	項目	疾患・病態
A	alcoholism	急性アルコール中毒、アルコール離脱症候群
I	insulin	糖尿病性昏睡(糖尿病性ケトアシドーシス、高浸透圧高血糖症候群)、低血糖
U	uremia	尿毒症
E	encephalopathy endocrinology electrolyte	肝性脳症、高血圧性脳症、Wernicke 脳症 甲状腺クリーゼ、甲状腺機能低下、副腎不全 電解質異常(Na、K、Ca、Mg)
O	overdose/oxygen	薬物中毒、高二酸化炭素血症、低酸素血症
T	trauma/temperature	頭部外傷、低体温、熱中症
I	infection	髄膜炎、脳炎、敗血症
P	psychiatric	解離性障害、うつ状態、統合失調症
S	stroke/seizure/syncope	脳卒中、けいれん重積状態、非けいれん性てんかん重積状態、失神、ショック

表1　AIUEO TIPS(アイウエオ チップス)

2 発症様式を確認しましょう

意識障害の原因として、「いつから、どのような症状があったのか」という発症様式は重要になります。具体的には、「突然」「急性」「亜急性」「慢性」に分けて考えると良いです。たとえば、「突然の激しい頭痛」などの場合には、くも膜下出血を疑います。一方、徐々に症状が悪くなるような慢性的な経過では、腫瘍や変性疾患を考えます（表2）。

とくに、医療従事者と患者さんや家族では、「突然」の認識が異なることがあるので、「何をしているときに起きたことなのか」と聞いたり、高齢者では「最後にいつもと変わらない状況だったのはいつですか」などと工夫して聞くことで、発症様

症状完成までの時間	可能性の高い疾患	疾患・病態	
突然	血管障害	くも膜下出血、心停止・不整脈、大動脈解離	
急性（数分〜数時間）	閉塞・捻転	脳梗塞、低酸素、低血糖、薬物中毒、脳出血	
亜急性（数時間〜数日）	炎症・代謝性疾患	髄膜炎・脳炎、敗血症	肝性脳症、尿毒症性脳症
慢性（週単位）	腫瘍・変性疾患	脳腫瘍	

表2　意識障害の発症様式から予測される疾患

式を推測することができます。

3　服薬歴、既往歴

意識障害の原因として薬剤も重要です。最近では、違法ドラッグや、風邪薬や咳止めなどの大量服薬による意識障害もみられます。また、もともと肝硬変や腎不全があるような方では、脳症をきたし意識障害となりえます。糖尿病があれば、高血糖や低血糖に陥っている可能性もあります。

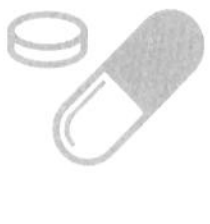

生来健康であれば、脳卒中などの突然発症を疑い、過去にも意識障害の既往があれば、てんかんや不整脈などが考えられます。精神科疾患があれば、心因性や薬物中毒、水中毒による低ナトリウム血症などを疑います。毎日アルコールを多飲している方であれば、アルコール離脱症候群やビタミンB_1欠乏などの可能性があります。

高齢者による意識障害の特徴としては、転倒したり、尻もちをついたりしていれば、慢性硬膜《こうまく》下《か》血腫《けっしゅ》などの可能性があり、発熱があれば、熱中症や脱水、肺炎などの感染症を疑います。

❸まとめ：意識障害は頭あるいは頭以外の原因に分けることができます

1 頭が原因の意識障害

脳卒中、髄膜炎・脳炎、脳腫瘍、てんかんなど

2 頭以外が原因の意識障害

アルコール、ビタミンB_1欠乏、低血糖・高血糖、尿毒症、高アンモニア血症、電解質異常、低酸素血症、高二酸化炭素血症、薬物中毒、循環不全、感染症、低体温・高体温、心因性など

●ワンポイントメモ

前記のように意識障害は、重篤な疾患を発症している可能性があります。ですから、意識がもうろうとしたり、呼びかけに反応しなかった場合は、救急車を呼びましょう。また、もし一過性の意識障害、つまりすぐに意識が戻った場合でも、必ず医師の診察を受けましょう。

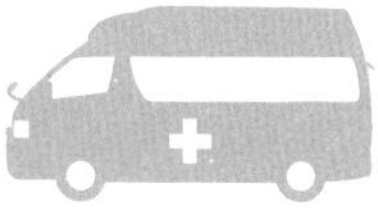

3 脳を調べる方法にはどんなものがあるの？

脳を調べる検査には、**ＣＴ（コンピュータ断層撮影）**、**ＭＲＩ（磁気共鳴画像診断装置）**、**脳血管造影検査**などがあります。

ＣＴは、放射線を利用して頭部を撮影し、コンピュータ処理によってその内部構造を画像化する機器です。検査時間は数分と短く、救急で簡便に行える利点があります。

ＭＲＩは、磁気の力を利用した機器で、体の臓器や血管を撮影することができます。検査室内は高い磁場が発生しており、眼鏡や時計などの金属はＭＲＩ装置に引き寄せられて事故につながるため持ち込めません。検査時間は15～30分です。

脳血管造影検査は、太ももの付け根、または腕の動脈から針を刺して動脈の中にカテーテルという細い管を挿入し、造影剤を注入することで目的の血管を撮影します。脳血管造影検査は詳細な画像が得られる一方で侵襲的な検査であり、入院して行います。脳の手術前には、CT、MRI、血管造影の検査により総合的な検討を行います。

❶ CTで分かること

- 頭部外傷による出血や脳挫傷、頭蓋骨骨折（単純CT）
- 高血圧性脳内出血（単純CT）
- くも膜下出血（単純CT）
- 脳腫瘍（造影CT：造影剤を静脈注射します）
- 脳動脈瘤や脳血管の異常（造影剤を注射して三次元画像〈3D CTアンギオグラフィー〉を作成します）

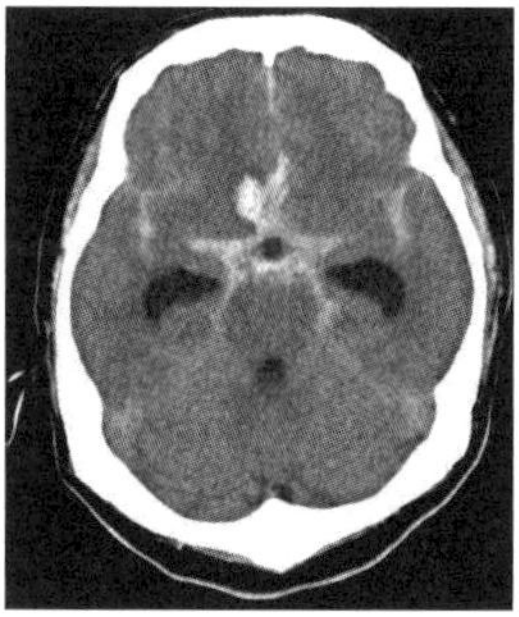

CT：くも膜下出血

❷ ＭＲＩで分かること

- ＭＲＩの撮像法には、拡散強調画像（ＤＷＩ）、Ｔ１強調画像、Ｔ２強調画像、ＦＬＡＩＲ画像（フレア）、ＭＲＡ、造影ＭＲＩなどがあります。
- 新しい（急性期）脳梗塞（ＤＷＩ）
- 古い（陳旧性）脳梗塞やその他の脳疾患（Ｔ１やＴ２強調画像、ＦＬＡＩＲ）
- 出血（ＦＬＡＩＲ、Ｔ１強調画像）
- 脳動脈瘤《りゅう》、脳血管の狭窄《きょうさく》や閉塞（ＭＲＡ）
- 脳腫瘍（造影ＭＲＩ）

❸ 脳血管造影で分かること

- ＭＲＡや３Ｄ ＣＴアンギオグラフィーではとらえられない細い血管

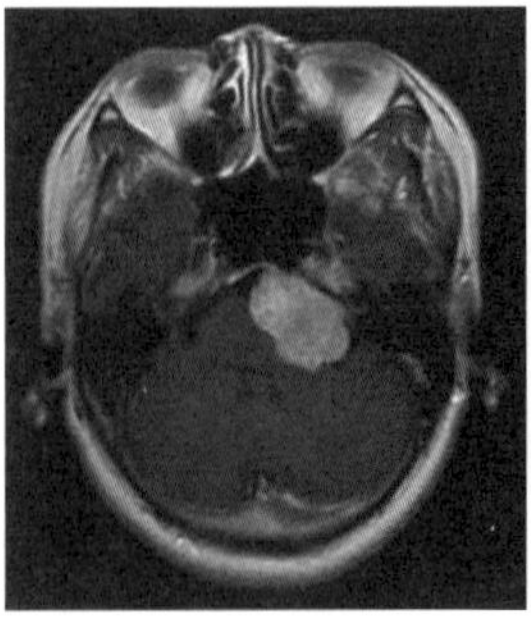

造影 MRI：脳腫瘍

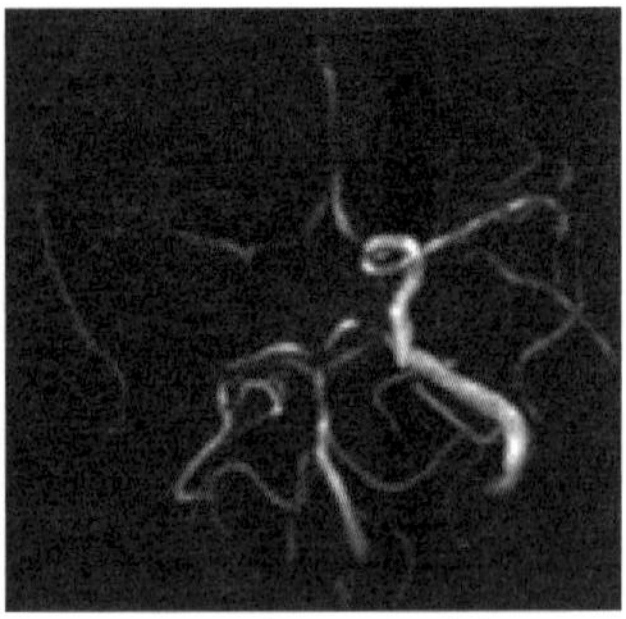

MRA：内頸動脈閉塞症

●脳動脈瘤、血管の狭窄や閉塞
●脳腫瘍に関係する血管

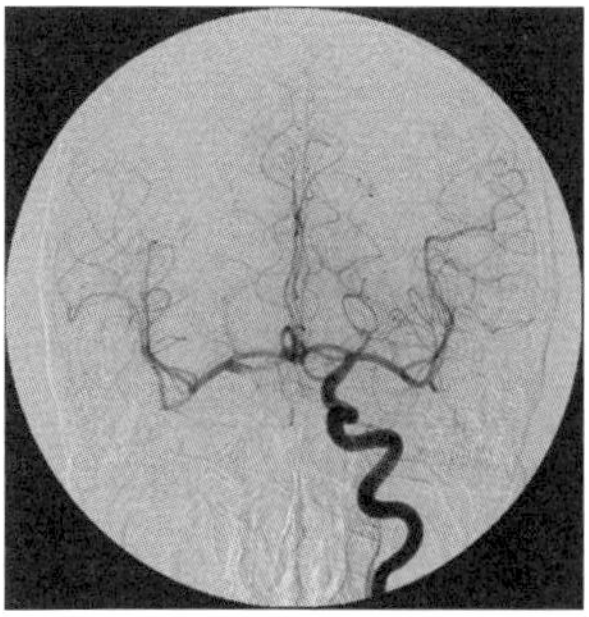
脳血管造影：内頸動脈閉塞症

4 意識と呼吸の仕方とは関係があるの？

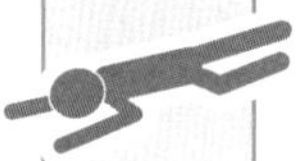

意識とは、自己と周辺環境を認知している状態をいいます。意識は、大脳皮質の機能により意識の内容として表出される「自覚」と、上行性《じょうこうせい》網様体《もうようたい》賦活系《ふかつけい》への直接的刺激、感覚刺激、または大脳皮質からの影響により表出される「覚醒」の二つの要素で構成されます。意識は大脳皮質と上行性網様体賦活系の複合的な反応であり、自覚は覚醒のない状態では不可能で、覚醒の程度が意識の程度を決定する重要な要素となります。

意識障害は意識状態が病的に障害された状態であり、上行性網様体賦活系～両側大脳皮質の機能異常により生じます。意識中枢と呼吸中枢は解剖学的に隣接または重複している部分があるために、意識障害と呼吸パターンの変化は深く関連し、意識障害の原因病巣により異常呼吸を呈することがあります。たとえば、脳幹の無意識的な呼吸中枢のみに機能消失が生じた場合、覚醒状態では大脳皮質の意識的な呼吸中枢により呼吸できますが、睡眠状態では呼吸機能の低下、中枢性睡眠時無呼吸、さらに呼吸停止にいたることもあります。救急・集中治療における重症患者、とくに意識障害において呼吸パターンの評価は、病巣の同定や予後評価にきわめて重要です。

❶ 呼吸の調節はどのように行われるの？

呼吸の調節機能（図1）は、継続的に変化する生理状態に反応として動脈血酸素分圧、動脈血二酸化炭素分圧、酸・塩基均衡を一定に維持することであり、自動調節系と行動調節系によって調節されます。自動調節系の基本中枢は延髄で橋《きょう》との神経ネットワークを通して無意識的・反射的な呼吸に関与し、行動調節系の中枢は大脳皮質で意識的・意図的な呼吸を担当します。

自動調節系の呼吸中枢は、動脈血酸素分圧、動脈血二酸化炭素分圧、酸度に反応する化学受容体からの化学情報、肺や胸壁に存在する受容体からの機械的情報、大脳皮質からの行動情報を受け、呼吸筋に命令し換気量を調節します。呼吸筋は心臓とは異なり内在のペースメーカーが存在しないため延髄からの命令がなければ呼吸は行えません。

一方、行動調節系では大脳皮質からの行動情報が呼吸の調節に関与することになります。たとえば、ヒトは意図的に呼吸回数を増減させ、一定時間呼吸を止めることが可能であり、笑う、泣く、歌う、話すなどの行動を行う際には呼吸を適切に抑制することにより呼吸と呼吸以外の行動が円滑に行えます。

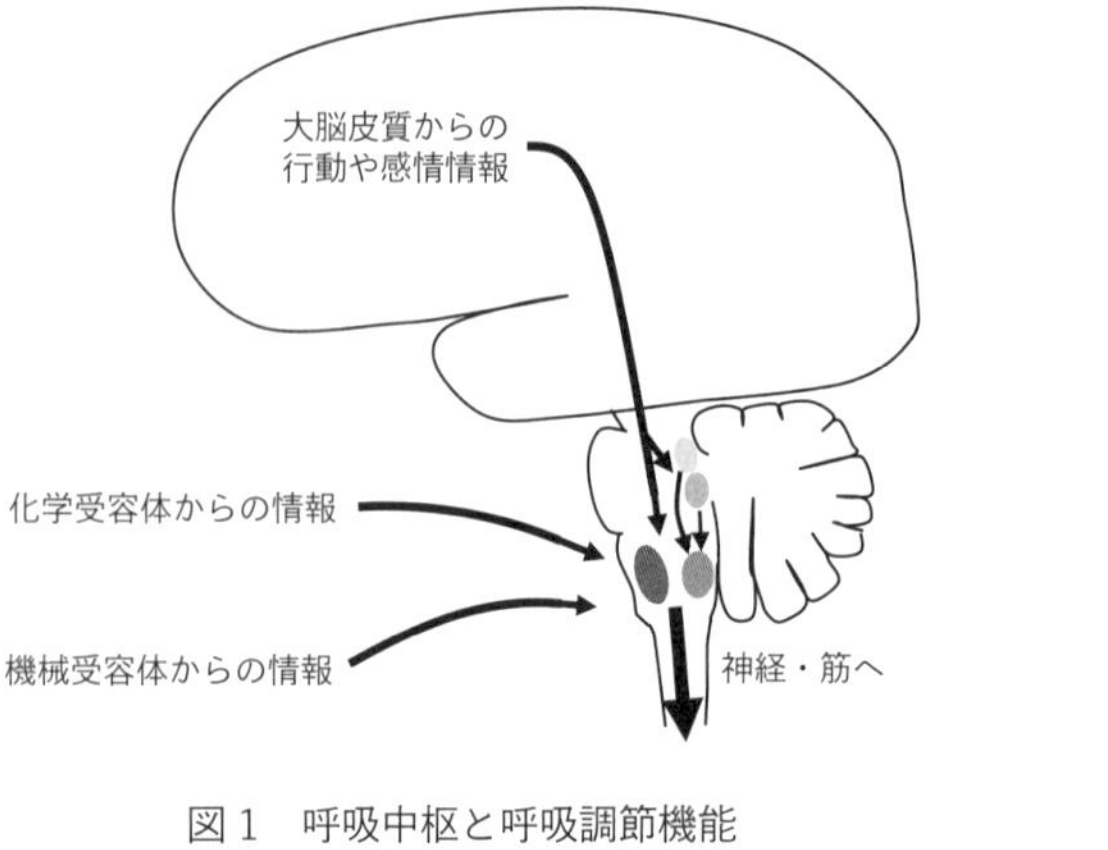

図１　呼吸中枢と呼吸調節機能

：橋被蓋（pneumotaxic center）　：橋被蓋（apneustic center）
：延髄（dorsal respiratory group）　：延髄（ventral respiratory group）

また、呼吸は感情的な要素によっても変化し、緊張、興奮や不安が増加すると呼吸は浅く頻《ひん》呼吸になることがあります。

一方、腹式呼吸は意識的に呼吸を深く安定的に調節することで情緒的に安静になり緊張が緩和されることがあります。呼吸は、酸素を吸って二酸化炭素を排出するための生理的行為のみではなく、呼吸を意識的に調節することでよりよい心理的・生理的状態に変化させることができます。

❷ 覚醒時と睡眠時に呼吸は変化するの？

正常な意識状態において呼吸調節の変化が明確に異なるのは覚醒時と睡眠時です。覚醒時の呼吸は行動調節系と自動調節系両方によって調節されますが、行動調節系が優位です。一方、睡眠時には行動調節系より自動調節系が優位となります。睡眠中は、覚醒時に大脳皮質で調節していた自発的な換気調節機能が低下し、低酸素血症や高二酸化炭素血症等の刺激に対する換気反応が減少することで、呼吸は安定性を失い変動し

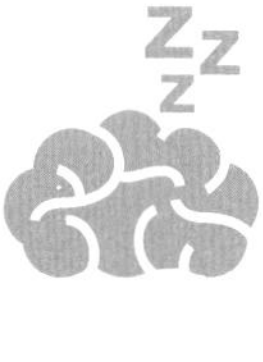

やすくなります。睡眠中に換気調節機能や換気反応の低下に加え、上気道抵抗が増加すると閉塞性睡眠時無呼吸が誘発されることもあります。

❸呼吸パターンの異常にはどのようなものがあるの？

意識障害と関連する呼吸パターンの異常について頻度が高いものを中心に概説します（図2）。

●チェーンストークス呼吸

チェーンストークス呼吸は過換気と無呼吸／低呼吸が反復する呼吸パターンであり、過換気フェーズでは呼吸の振幅が増加・減少の変化を伴います。チェーンストークス呼吸は、両側大脳半球、前脳ま

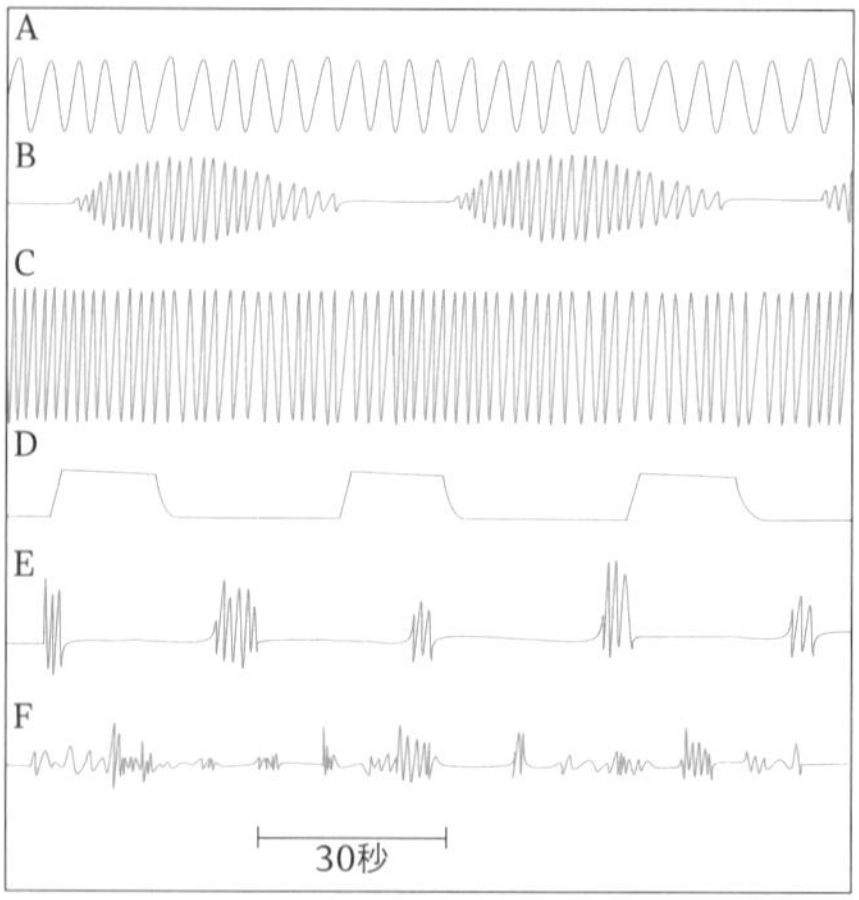

図2　呼吸パターンの異常

A：正常呼吸　B：チェーンストークス　C：中枢性過換気
D：持続性吸息呼吸　E：群発呼吸　F：失調性呼吸

たは間脳に影響をおよぼす脳血管疾患、心疾患、代謝疾患でみられ、とくに脳卒中患者の6～72％、重症心不全患者の60％がチェーンストークス呼吸を呈します。予後不良とは限らず、脳卒中の時間経過や心機能の改善により転帰がよいこともあります。

●中枢性過換気

心肺疾患、敗血症、中毒や代謝性原因がなく過換気（呼吸回数が1分間に25回よりも多い状態）が持続する呼吸パターンで低動脈血二酸化炭素分圧、高動脈血酸素分圧、呼吸性アルカローシスを呈します。中枢性過換気の責任病巣は橋《きょう》被《ひ》蓋《がい》と延髄で、ほとんどの症例が悪性リンパ腫、神経膠腫《こうしゅ》、髄芽腫《ずいがしゅ》などの悪性腫瘍であり、腫瘍以外では脳幹梗塞、多発性硬化症や抗ＮＭＤＡ抗体脳炎でもみられます。

メカニズムは明らかではありませんが、腫瘍の直接浸潤《しんじゅん》、腫瘍からの炎症性サイトカインの影響などが考えられています。過換気状態の一つとしてクスマウル呼吸がありますが、クスマウル呼吸は糖尿病性ケトアシドーシス、敗血症などの代謝性アシドーシスの代償として、換気量を増やすための深くゆっくりした過換気状態です。クスマウル呼吸は、一次性呼吸刺激に対する反応で、呼吸性アルカローシスを呈する中枢性過換気の病態とは異なります。

持続性吸息呼吸

最大吸気で呼吸が停止する状態の呼吸パターンであり、長い吸息と短く急速な呼息からなります。責任病巣は橋被蓋であり、橋被蓋にある持続吸息中枢（apneustic center）と呼吸調節中枢（pneumotaxic center）で吸息から呼息への変換を調節します（図1）。持続吸息中枢は延髄の呼吸中枢に作用し持続的な吸息を誘発します。一方、呼吸調節中枢は持続吸息中枢を規則的に抑制することにより吸息から呼息への変換が円滑に行われます。

群発呼吸

無呼吸後に群発的に呼吸がみられる呼吸パターンです。無呼吸の時間は多様で群発呼吸時の呼吸回数は不規則であり、責任病巣は橋下部～延髄上部です。

失調性呼吸

呼吸回数、呼吸リズム、振幅が不規則な呼吸パターンで、責任病巣は延髄背内《えんずいはいない》側《そく》です。

❹ 意識障害で呼吸パターンの異常がみられたら、まずどう対応するの？

- 気道A（Airway）、呼吸B（Breathing）、循環C（Circulation）のＡＢＣの最適化が最優先です。
- 気道と呼吸の評価では、十分な酸素が供給されているか、上気道閉塞はないかを早急に確認し、低酸素血症、高二酸化炭素血症、誤嚥などの合併による二次的脳損傷を回避します。
- 呼吸パターンは気管挿管後でも評価できるため、気道の安全性が確保できなければ躊躇なく気管挿管を実施します。

- ＡＢＣが安定してから呼吸パターンを数、リズム、深度、周期性、あるいはこれらの組み合わせで評価します。意識障害患者の過換気に加えて低換気も重要な所見であり、呼吸パターンの観察時に換気不全の有無を確認します。

●呼吸パターンに眼所見を組み合わせることは責任病巣の鑑別診断に有用であり、少なくとも瞳孔不同、対光反射、共同偏倚《へんい》、眼球運動障害を評価します。

❺肺胞低換気の評価は必要なの？

肺胞低換気(換気不全)は神経救急・集中治療領域の呼吸器系合併症として最も重要です。呼吸障害の病態には、拡散障害、シャント、換気血流比不均等分布、肺胞低換気があり、すべての病態で動脈血酸素分圧が低下しますが、動脈血二酸化炭素分圧が増加する病態は肺胞低換気のみです。呼吸困難や意識障害で救急搬送され、高二酸化炭素血症を呈するギラン・バレー症候群、重症筋無力症、筋萎縮性側索硬化症と診断されることがあります。肺胞低換気、気管挿管中で抜管困難な症例では、脳神経・筋疾患を考慮し呼気CO_2をモニタリングすることが重要です。

5 意識を失わないためにできることは？

❶ 意識をなくす原因はどんな病気が多いか？

救急医療の現場で、意識のない患者さん（意識障害）を拝見することは、まれならずあります。

一般に、病院の救急外来で急性の意識障害を起こされている患者さんは4～10％程度とされ、そのうち脳神経の障害が原因となっているのはおよそ30％といわれています。一方で中毒や感染、精神疾患などは、脳神経の病気ではありませんが意識をなくすことがあります。

たとえば、私の所属している日本医科大学付属病院の高度救命救急センターの5年間の意識障害患者さんの数をみてみましょう（図1）。

意識のない患者さんの半数以上は脳卒中や頭部外傷などによらない、ほかの病気の患者さんです。

意識を失う原因はとかく、脳の病気やけがが原因と考えられがちですが、実は脳以外の原因のほうが多く、またその原因はさまざまなのです。

❷ 意識を保つための身体のしくみ

ヒトが意識を保てるのは、脳に十分な酸素と栄養（ブドウ糖：グルコース）が行きわたるからです。細胞は酸素とグルコースを使ってエネルギーを作ることができますが、脳細胞もしかりです。脳細胞がエネルギーを作り、働くことができることで意識が保たれます。

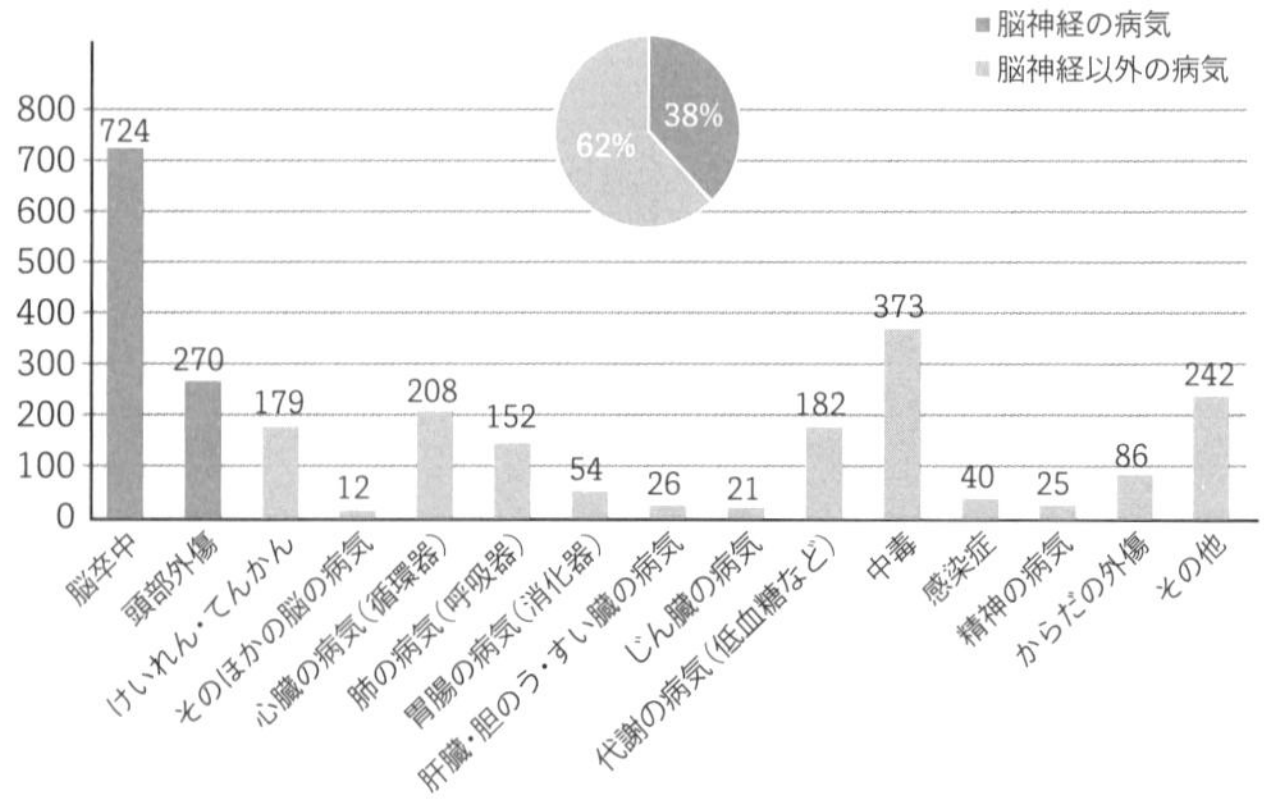

図1　日本医科大学救命センターの意識障害の患者さんの数（5年間）

では、脳に十分な酸素と栄養を運ぶにはどうすればいいでしょう？

酸素と栄養をたくさん含んだ血液を脳にわたしてあげればよいのですが、そのためには十分な血圧が必要です。さらには血液のなかに十分な酸素を取り込んであげるためには、しっかりと呼吸を維持して十分な酸素を吸って、二酸化炭素を吐き出すことが重要です。でも酸素を空気から取り入れるためには、空気の取り入れ口がしっかりと開いていなくてはなりません（気道の開通、といいます）。

【気道の開通（A）↓十分な酸素を取り込むための呼吸（B）の維持↓十分な酸素と栄養を含んだ血液を送り出すための血圧（C）の維持】

これを保ってあげれば、原則的には意識を失わないこととなります（図2）。

（もちろん、そのほかの原因もあるので一概にいえませんが）

❸ 意識を失わないためにできることは？

前に述べたように、意識を失う原因はさまざまですが、気道、呼吸、血圧をしっかりと保つことが重要です。これらは日々の体調管理と事故の防止が基本となりますね。

そのうえで脳そのものの病気、たとえば脳卒中などを起こさないようにすることが大事です。脳卒中には、脳出血、脳梗塞、くも膜下出血などがありますが、脳出血は高血圧が原因となることが多いです。また、心臓に不整脈を持っている場合は、心臓の中の血液の流れがよどみますが、そのせいで心臓の中に血液の塊（血栓）ができ、それが脳の血管に飛んでしまうと、脳の血液が途絶えてしまい脳梗塞を起こします。

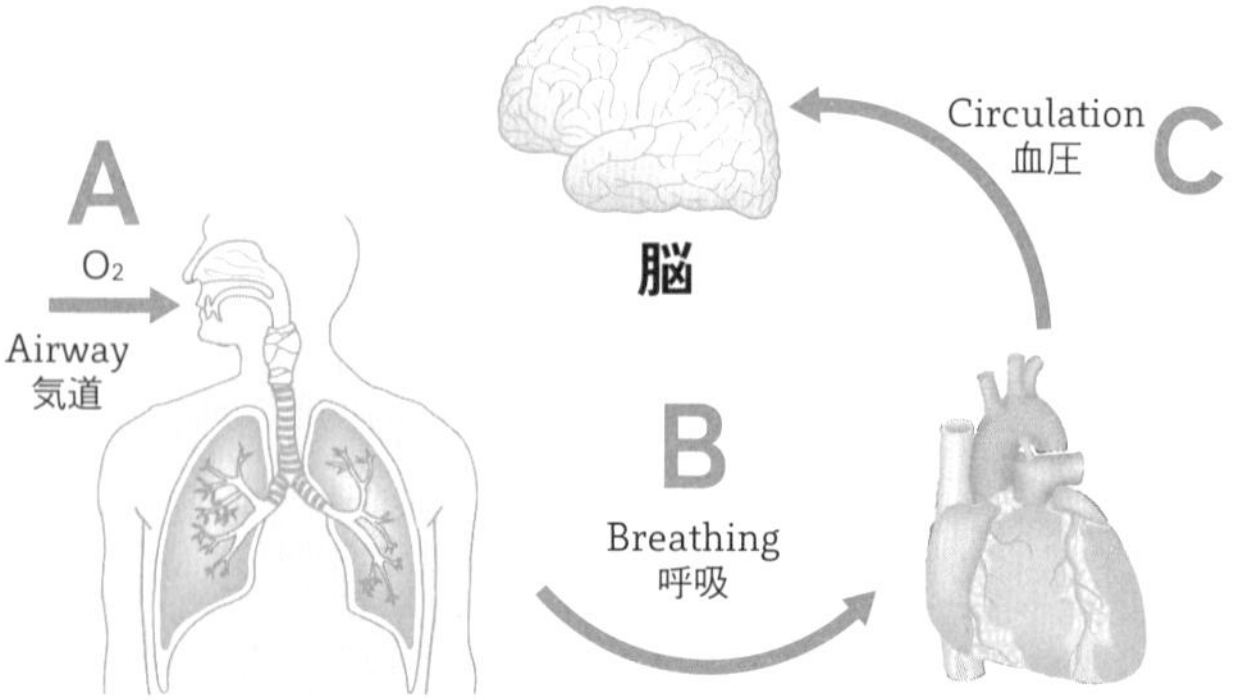

図２　意識を維持するメカニズム

気道→呼吸→血圧の維持で脳に酸素と栄養を送る

従って、高血圧のある患者さんは血圧を下げる薬を飲んだり、心房細動という不整脈がある患者さんは、血液がサラサラになる薬（抗血栓薬）を飲んで、心臓の中に血液の塊ができないようにすることも大事です。

常に体の調子を整えておく。持病があればしっかりと治療しておく。

これらこそが、意識を失わないためにできることの基本となるでしょう。

6 意識を失ったときにできることは？

意識がなくなることは大変危険なことで、命に直結する場合も少なくありません。日頃から意識をなくす病気、たとえば脳卒中にならないために高血圧症、糖尿病、喫煙、脂質異常症（高脂血症）、心房細動（危険な不整脈の一種）などの危険因子（リスク）の治療をしっかり受けることは大切なリスク管理です。

しかし意識をなくしたらおしまいではありません。日頃からの心得、準備により意識を失う際のとっさの対応で結果は大きく違ってきます（リスク管理）。生きるために、そして少しでも障害を軽くするために決してあきらめてはいけません。そのために必要な知識をまとめますので、よく身につくようにしてください。

なお、このような切り口による解説は本項が初めてです。

❶意識を失うリスクがある方はこんな方

高血圧症、糖尿病、現在または過去に喫煙されている方、とくに飲酒量が多い（多かった）方、脳卒中（脳梗塞、脳出血、くも膜下出血、ほか）、てんかん、循環器疾患（心房細動、不整脈、起立性低血圧症、腎不全、心筋梗塞、狭心症など）、認知症、脳腫瘍（原発性、転移性）、ご高齢の方、栄養状態が悪い方、睡眠時無呼吸症候群、メタボリックシンドローム、今までに意識をなくしたことがある方、は意識を失う病気になるリスクが多少とも高いといえます。

❷日頃から備えること

- ここで意識を失ったら大変なことになるという場所や人目につかないところにはできるだけ近づかない（階段の上、電車のホームの先端）
- 入浴時の注意（家人に声をかけてから入浴し音に気をつけてもらう、長い時間入浴したり急に立ち上がったりしない、冬場など暖房の効いた部屋から寒い脱衣所を経て熱い浴槽につかるなどの大きな温度の変化を避ける、とくに一人暮らしの方などは浴槽にお湯をたくさん満たさない、シャワー浴にする、体調が悪いときや飲酒後に入浴しない、温泉等では一人で入浴せず元気な方と入浴する）

●日頃からの便秘の治療（食物線維の多い食物をとる、適度な運動をする、適切な薬物療法）、排尿・排便時にいきんだりきばったりしない

●過度の飲酒を避ける、飲酒・酒気帯び運転をしない

●てんかんの方の注意［睡眠不足、過労、飲酒を避ける、とくにこれらが重ならないようにする、内服を忘れない、一部の方は光刺激（以前ポケモンのテレビ画面でてんかん発作が誘発された事例あり）、過換気（過呼吸）を避ける］

●バランスのとれた栄養・水分摂取（心臓や腎臓の状態が悪い方では水分制限が必要になることもよくあります）

●血圧を上下させうることをしない（怒る、興奮する、極端な不安・ストレスにさらされる、息をこらえる）

- 側頸部（首の横）を圧迫したり揉まない（頸動脈などの重要な構造があるため）
- 日頃からの持病の適切な治療、持病や内服薬などが分かるリストをすぐに気づいてもらえるように持ち歩く
- 無事確認のための電話、緊急通報・防犯用ブザーなどの緊急通報方法を把握しておき、携帯電話やスマートフォンを家の中でも常に持ち歩く
- 警備会社などとの契約

❸万が一のとき。薄れつつある意識の中でできること

- 叫ぶ・音を立てる
- 少しでも安全で発見されやすい場所に移動する
- 入浴時、浴槽の中であればお風呂のスイッチを消すとともに栓を抜く（溺れることを防ぐため）
- すぐにしゃがみ込む
- 口内に食べ物などがあれば吐き出し、顔だけでも横を向く（嘔吐時の誤嚥性《ごえんせい》肺

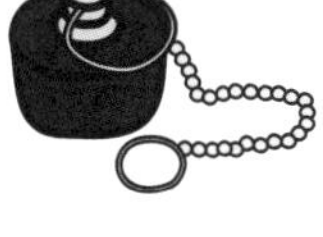

炎や窒息を避けるため）

●過換気（過呼吸）があれば落ち着いて呼吸するように努力する

●可能であれば症状をメモする（胸痛、頭痛など）

●電話、緊急通報・防犯用ブザー、携帯電話やスマートフォンによる緊急通報

❹家族・周りにいる人ができること

●少しでも安全で発見されやすい場所に移動させて寝かせる

●緊急通報（119番、海外では911番など、日頃から番号を把握しておく）

●入浴時、浴槽の中であればお風呂のスイッチを消すとともに栓を抜く

●口内に食べ物などがあれば吐き出させ、顔だけでも横を向かせる（嘔吐時の誤嚥性肺炎や窒息を避けるため）

●必要に応じて心肺蘇生、とくに胸骨圧迫法（59ページ参照）を行う

●声かけをする（分からないように見えても微《かす》かに伝わる場合あり）

●直前に摂取・内服・投与したと思われる食事、アルコール、薬などの発症時状

況の情報があれば（ゴミ箱の中もチェック）、記憶・記録して救急隊員や医師に伝える

なお以前推奨されたけいれん発作時の口内割り箸挿入や過換気時の紙袋（ペーパーバッグ）呼吸は現在行いません。

7 蘇生はどうやって行うの？

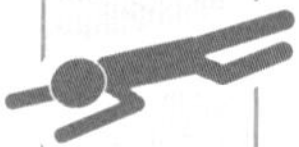

❶ 目の前の人が、突然意識をなくしたら

突然に意識をなくす原因にはさまざまありますが、その中で最も素早い手当てを必要とする状態は、心臓の動きがおかしくなって機能しなくなる**心停止**です。

ここでは心肺蘇生とＡＥＤ（自動体外式除細動器）で命を守る方法についてお話しします。

❷ 心肺蘇生は脳蘇生

私たちの脳細胞は、多くの酸素を消費することで、その機能を維持し意識を保っています。心停止により脳に血液が流れなくなると、酸素が届かなくなった脳細胞は機能しなくなり、数秒以内で意識がなくなります。さらに3～5分以上の長時間におよぶ心停止では脳細胞そのものが不可逆的に破壊され命を落としたり、助かっても後遺症（蘇生後脳症）を残してしまいます。心停止からの脳障害を防ぐための唯一の手段が心肺蘇生です。心停止時速やかに蘇生を開始することで脳障害を軽減できる可能性があります。

心肺蘇生という言葉からは、心臓や肺を生かすための処置と考えられる方もいらっしゃるかと思いますが、蘇生の一番の目的は脳に酸素を送る、脳蘇生です。機能しなくなった心臓に代わって、胸骨圧迫（心臓マッサージ）することで、血液を脳に送り脳細胞を守ります。

突然、心臓の働きがおかしくなり心停止そして意識を失う原因として、心臓がけいれんして機能しなくなる「心室細動」という状態があります。この状態を根本的に解決する手段としてＡＥＤ（自動体外式除細動器）による電気ショックがあります。電気ショックにより心臓の機能を戻すことができれば、脳に血液、酸素を送ることができます。

速やかな胸骨圧迫（心臓マッサージ）の開始とＡＥＤ使用が、突然倒れた人の命を救い、脳を守るための鍵となります。

❸ どんなときに蘇生をするか？

心停止すると、突然意識を失い、呼びかけに応答しなくなり呼吸が止まります。喘《あえ》ぐような口の動きをすることや数秒間のけいれんがあることもあります。突然、人が倒れたときには、まず大きな声で「誰か来てください」「１１９番をお願いします」「ＡＥＤを持ってきてください」と助けを呼んでください。応援を求めることはとても大切です。

そのうえで、反応がなく、呼吸が正常ではなさそうなら、すぐに胸骨圧迫（心臓マッサージ）をして脳に酸素を送ってあげることが大事です。

10秒見ても胸やお腹が上下に動かないときや、喘ぐような、あるいはしゃくりあげるような口の動きだけ見られるときは心停止と判断し胸骨圧迫（心臓マッサージ）を開始します。呼吸の確認に自信が持てない場合も胸骨圧迫を開始してください。心停止でない人に胸骨圧迫を開始しても問題ありません。体を動かしたり、反応があるようなら中止します。

❹強く、早く、絶え間なく

胸骨圧迫は、胸の真ん中（胸骨の下半分）を、強く（約5センチ沈むまでしっかり）、早く（1分間に100～120回の速さ）押します（図1）。

倒れた人の胸の真ん中に自分の手の付け根の部分を重ねてのせ、肘は曲げずに伸ばしたままで真上から体重をのせる気持ちで押してください。疲れてくると、圧迫の強さ（深さ）が不十分になりやすいため、1～2分間を目安に周りの人と交代するとよいでしょう。

胸骨圧迫は強く、速く、絶え間なく行うことが重要です。

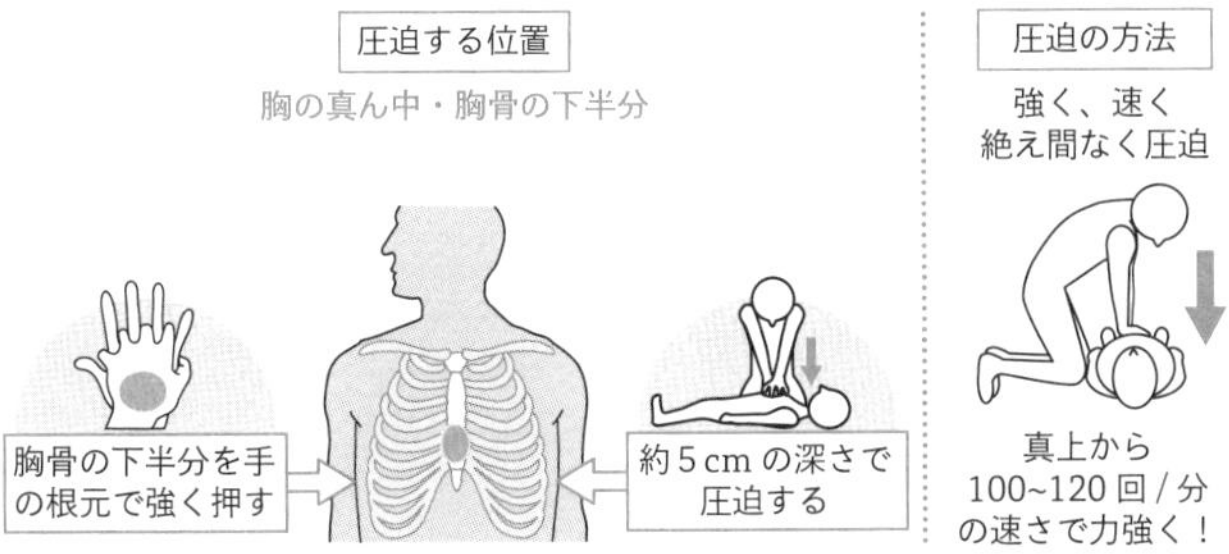
圧迫する位置
胸の真ん中・胸骨の下半分
胸骨の下半分を手の根元で強く押す
約5cmの深さで圧迫する
圧迫の方法
強く、速く
絶え間なく圧迫
真上から
100~120回/分
の速さで力強く！

図1　胸骨圧迫の方法

心肺蘇生の訓練を受けて人工呼吸を実施できる場合は、胸骨圧迫に人工呼吸を加えて、胸骨圧迫30回に人工呼吸2回(30対2)の割合で行います。人工呼吸に自信がない場合や、ためらわれるような場合には、人工呼吸は省略して胸骨圧迫のみを絶え間なく続けてください。

❺ AEDは怖くない

AED(自動体外式除細動器)が到着したら電源を入れ、音声ガイダンスに従って操作します(図2)。指示に従うだけでAEDが電気ショックの必要性を自動的に判断し、危険なことは起こりませんか

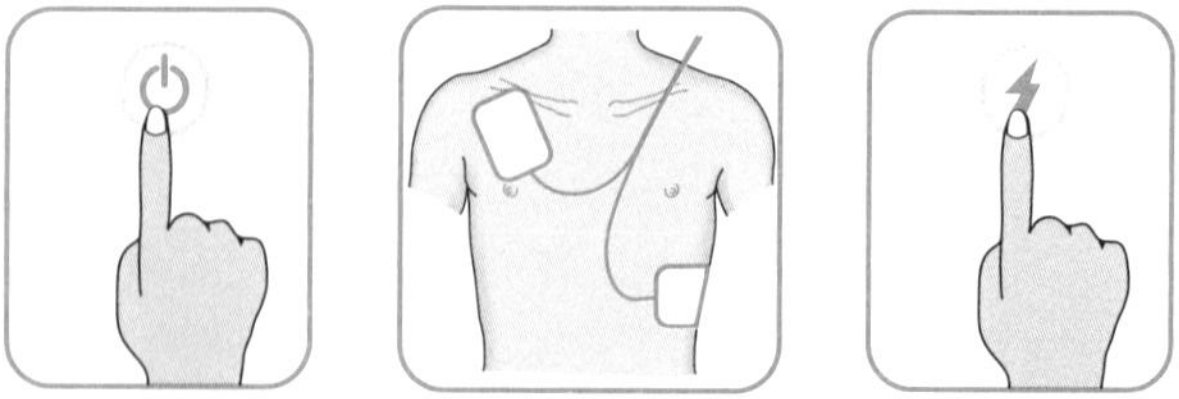

step1
電源ボタンを押す
＊カバーを開けると自動で電源が入る機種もあります。

step2
パッドを貼る

step3
ショックボタンを押す
＊周囲にいる人に離れるよう指示してください。
＊AEDが電気ショックは不要だと判断した場合、ボタンを押しても電気が流れることはありません。

図2　AEDの使い方
AEDにはいくつかの機種がありますが、基本的な操作手順は変わりません。

ら一般の方も安心して使ってください。

電気ショックのためのパッドには、分かりやすくイラストが描いてあるので、それを参考に身体に貼りつけます。素肌に直接貼ることができていれば、下着を外す必要はありません。

電気ショックの音声指示があった場合は、周囲にいる人に離れるように指示した後、ショックボタンを押します。

心停止でも電気ショックが有効な場合と、そうでない場合があります。電気ショックが必要でない場合、「電気ショックが不要である」と音声ガイダンスで指示されますが、電気ショックが不要だからといって回復したというわけではありません。また、電気ショックを与えてもすぐに心臓の機能が回復するわけではありません。何らかの反応が出てくるまでは周囲の人々と協力し、絶え間なく、強く、速く、胸骨圧迫を続けることが重要です。ＡＥＤは救急隊に引き継ぐまで、電源は切らず、電極パッドは貼りつけたままにします。

❻まとめ　蘇生の手順

もしあなたの目の前で誰かが突然意識をなくして倒れたら、

1　まず応援を呼んで、救急車、ＡＥＤの手配をしましょう。

2　反応がなく呼吸をしていないようなら、胸の真ん中を強く速く押しましょう。

3　ＡＥＤが手に入れば、電源を入れて指示に従います。

4　救急車が来るまで、交代で絶え間なく胸骨圧迫を続けましょう。

目の前の命、救えるのはあなたです。

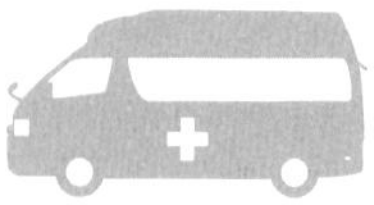

8 治療後も意識が回復しない遷延性《せんえんせい》意識障害とは？

　急性期医療が進歩し、脳外傷、脳卒中、低酸素脳症など、脳に重篤な病気を持つ多くの人の生命が救われるようになりました。一方で、急性期の治療で命が助かった後も意識が戻らず、治療や介護を長期にわたり受けなければならなくなった人がいます。我が国ではこのような人たちの状態を植物状態（症）または遷延性意識障害という用語で表現しています。

　この状態は、自律神経系機能（呼吸機能、心臓機能、体温調節機能、睡眠・覚醒のサイクル）は比較的正常で保たれており、心臓は拍動し、呼吸、咳《せき》、あくび、飲み込み、睡眠、まばたきなど無意識でできる基本的な動きはあるものの、運動・感覚系が障害され、自分で意思を持った動きがほとんどできず、精神活動（覚醒と認知に関わる機能）が完全またはほぼ欠如し、一見、目が開いていて、目を覚ましているように見えていても、自分自身のことも周囲のこともほとんど認識できない慢性期（発症から3か月以上経過した時期）の状態を指します。

❶ 植物状態（症）

このような意識障害の状態を植物状態（症）と呼び、我が国では日本脳神経外科学会が次のような定義をしています。

1 自力移動が不可能である
2 自力摂食が不可能である
3 屎尿《しにょう》失禁状態にある
4 声を出しても意味のある発語が不可能である
5 簡単な命令（眼を開く、手を握るなど）にはかろうじて応じることもあるが、それ以上の意思疎通は不可能である
6 眼球はかろうじて物を追っても認識はできない
7 以上の6項目が、治療にも関わらず3か月以上続いた場合

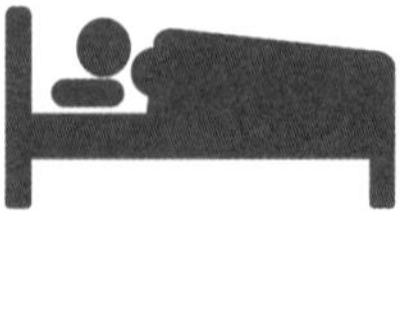

しかし、この植物状態（症）の定義は日本と欧米ではやや違っています。欧米の定義では声を出したり、目で物を追ったり、表情変化が見られたり、「目を開けて」、「手を握れ」などの簡単な命令にはかろうじて応じることもある患者は植物状態（症）には含まれません。欧米ではこのような、自分自身のことや周囲のことを少しでも認識し、発声があるか、またはわずかでも言語が理解できる状態を**最小意識状態**と呼び、植物状態（症）と区別しています。

❷ 遷延性意識障害

植物状態（症）の「植物」という言葉の響きは偏見と誤解を生じやすく、いい感じがしません。そこで、それに代わる用語として遷延性意識障害という名称が用いられるようになりました。これは意識障害が長く続いている（遷延している）状態を意味する名称です。遷延性意識障害という用語には医学的な定義は存在しませんが、患者家族会、福祉、保険、行政、マスコミの世界でしばしば使用されるようになり、最近では学術集会の場でも使用され、すでに私たちの耳によくなじんだ用語になっています。現在、我が国では植物状態(症)(日本脳神経外科学会の定義)と遷延性意識障害はほぼ同意語として使用されています。従って、遷延性意識障害は植物状態(症)(欧米の定義)と最小意識状態の両者を合わせた状態を指すと考えられます。近年、欧米では植物状態(症)(欧米の定義)に代わる医学用語として**無反応覚醒症候群**という新しい症候名を用いるよう提唱されています。

❸脳死との違い

遷延性意識障害は脳死とは違います。脳死は脳幹を含む、脳全体の機能が完全に失われ回復することがない状態で、脳波上で脳の活動を示す波がまったくみられません。また、自発呼吸、脳幹反射、呼びかけや刺激に対する体の動きもみられません。薬剤や人工呼吸器などによってしばらくは心臓を動かし続けることはできますが、多くは数日以内に心臓も停止します。

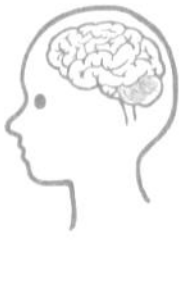

❹ 遷延性意識障害からの回復

遷延性意識障害は回復する可能性があります。遷延性意識障害の患者さんの中には時間とともに、外的刺激に対し単なる反射を超えた意図的な動作や表情をみせ、指示に従うことができるようになる患者さんがいます。とくに、最小意識状態の患者さんは植物状態（症）（欧米の定義）の患者さんに比べ意識が回復する可能性がより高いとされています。

❺ 慢性期に見られる特殊な意識障害

1 閉じ込め症候群

意識ははっきりしていて自分自身のことも周囲のことも認識できますが、脳幹の障害で四肢まひ、発語不能となり、眼球の上下運動と眼瞼《がんけん》のまばたきのみ意識的に可能です。これらの運動で他人と意思疎通を図ることが可能な状態を指します。

2　通過症候群

意識が障害されていた患者が意識が改善する過程でみられる病態で、自発性低下、感情障害、記憶・記銘力《きめいりょく》（新しく体験したことを覚えておく力）障害などが全面に出ます。この病態は、後になって、初めてその時点がこの病態であったと判断されるもので、その時点ではこの病態かどうかは不明です。

9 意識が回復しない方の在宅看護・介護はどうするの？

❶ 意識が回復しない方の在宅療養の現状

意識が回復しない原因はさまざまです。医学的には、意識が回復しない状態が3か月継続することで遷延性意識障害と診断されます。遷延性意識障害と診断された方は、いわゆる「寝たきり」の状態で、常に介護が必要となります。意識が回復しない方は、ずっと病院で過ごすのでしょうか？

図1は、退院許可が出た場合の入院患者の自宅療養の見通しを表したものです。自宅療養できないと回答した入院患者は26％でした。しかし、家族の協力や入浴、食事などの介護サービス、自宅でも医療を受けられる体制などが整えば自宅療養が可能であると回答しています。

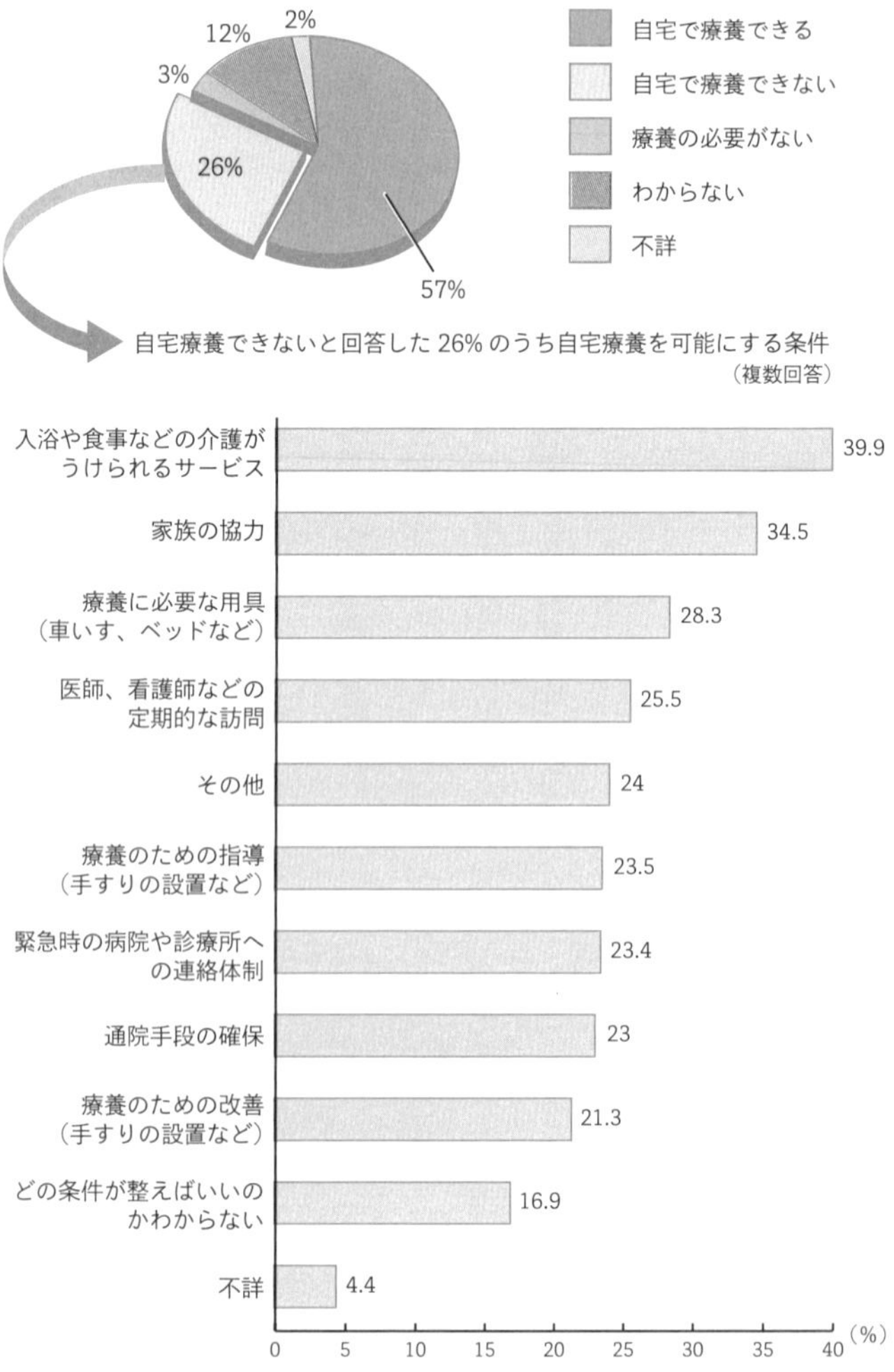

図１　退院の許可が出た際の自宅療養の見通しと自宅療養を可能にする条件
（厚生労働省　令和２年受療行動調査より作成）

意識が回復しない方の在宅療養では、衣・食・住のすべてにおいて介護が必要です。それに加え、状態に応じて呼吸を助ける人工呼吸器や在宅酸素、気管カニューレ、栄養のための点滴、経管栄養などの医療処置が必要になります。

❷ 意識が回復しない方が活用できる制度

さまざまな医療・障害福祉・介護サービスを活用し、在宅で安心して過ごされている方は多くみえます。図2に示す通り、在宅療養にはさまざまな職種が連携し関わっていきます。

活用できる制度として介護保険法と障害者総合支援法があります。どのような社会資源サービスが受けられるか、かかりつけ医療機関の主治医やソーシャルワーカー、市町村役場担当窓口に相談し、手続きが必要となります。

年齢や障害の程度により利用できる内容や時間は異なります。介護保険が適用の場合は介護支援専門員が、障害者総合支援法が適用の場合では相談支援専門員が担当し、介護や福祉サービスの調整を行います。訪問診療・歯科訪問診療も普

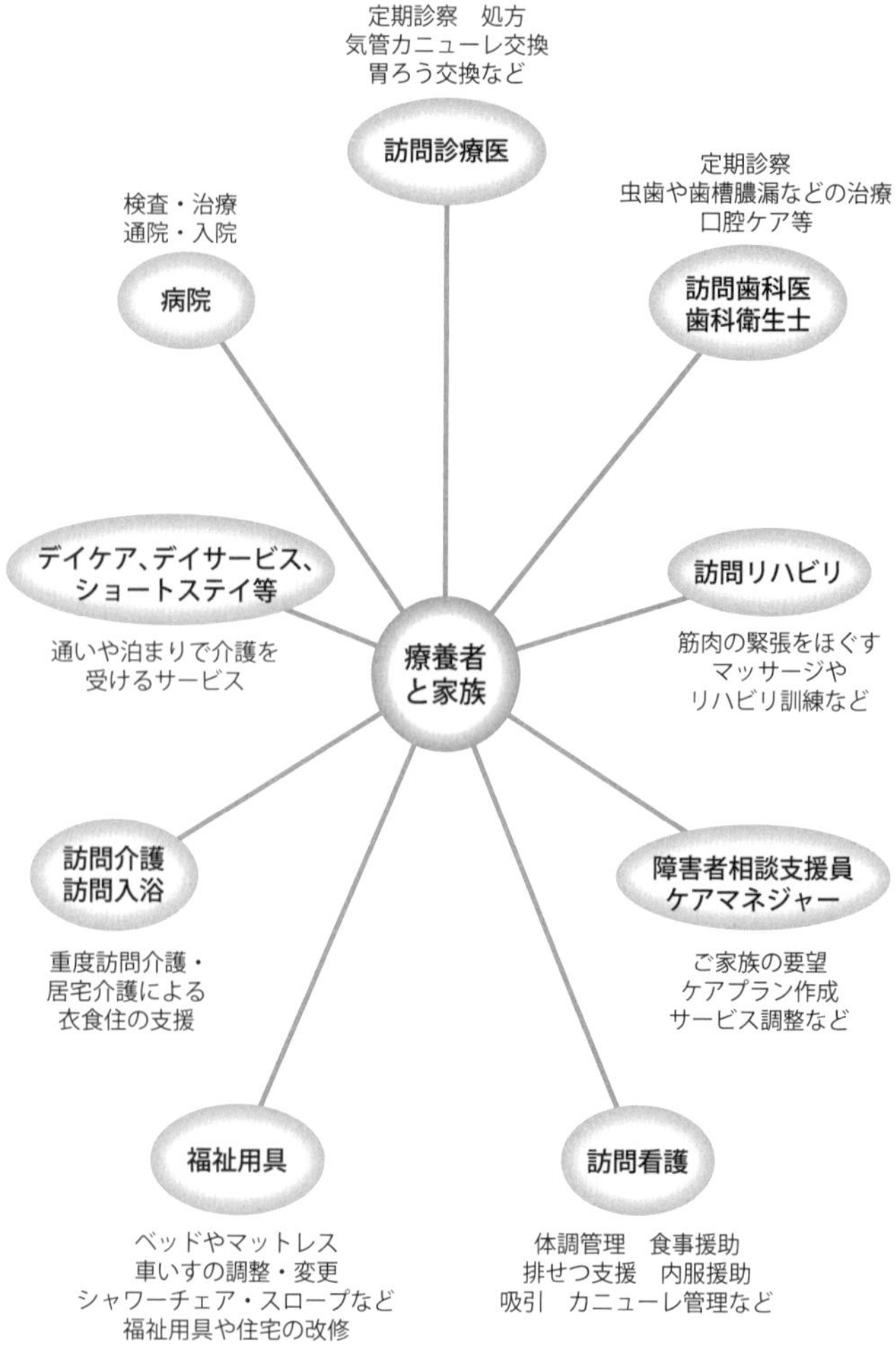
定期診察　処方
気管カニューレ交換
胃ろう交換など
訪問診療医
定期診察
虫歯や歯槽膿漏などの治療
口腔ケア等
訪問歯科医
歯科衛生士
検査・治療
通院・入院
病院
デイケア、デイサービス、
ショートステイ等
通いや泊まりで介護を
受けるサービス
療養者
と家族
訪問リハビリ
筋肉の緊張をほぐす
マッサージや
リハビリ訓練など
訪問介護
訪問入浴
重度訪問介護・
居宅介護による
衣食住の支援
障害者相談支援員
ケアマネジャー
ご家族の要望
ケアプラン作成
サービス調整など
福祉用具
ベッドやマットレス
車いすの調整・変更
シャワーチェア・スロープなど
福祉用具や住宅の改修
訪問看護
体調管理　食事援助
排せつ支援　内服援助
吸引　カニューレ管理など

図２　多職種連携に関わるさまざまな社会資源

及してきており、入院治療や検査は病院で、医療処置などは訪問診療で対応するというように、上手にサービスを活用することです。

また、医療機器の管理や処置は訪問看護が、食事や排せつ、着替えなどの介護は訪問介護が利用できるほか、訪問入浴や通所介護などのさまざまな社会資源サービスを必要に応じて組み合わせて生活をすることが可能です。なんでも相談し話し合え、苦楽を分かち合える、信頼できるオーダーメイドのチームが在宅療養を支援します。

❸在宅療養を安心・安全に過ごすためのポイント

意識が回復しない方は、意思疎通が困難となります。状態変化を察知するためには普段をよく知ることが大切です。家族だけでなく、関わるすべての医師や看護師、ヘルパーなどと普段の状態を共有し、変化に早く気がつくことが大切です。

- 体温や呼吸の回数や状態、血圧など
- 表情の変化や機嫌、睡眠状況

- 排尿や排便の状況（回数、色、量など）
- 食事や水分の摂取状況（量や食べ具合、嘔吐の有無、口の中の食べ残しの有無、痰の量や色の変化など）
- 皮膚の状態（床ずれや傷、乾燥、湿疹《しっしん》など）
- 体調が悪くなるときの前触れ（けいれんや筋肉の緊張など）

これらのことをノートや日記にまとめておくとよいでしょう。採血や検査などの診察結果の共有も大切です。

また、状態が変化したときに、自宅で療養するのか、病院で治療をするのか、今後どのようなリスクがあるのか事前に話し合い、療養に関わる多職種で共有し、緊急時の対応を検討しておくことも大切になってきます。

10 自宅でもリハビリテーションはできるの？

❶ 在宅リハビリテーションとは？

在宅リハビリテーションとは、一般的には自宅でリハビリテーションを受けることをいいます。つまり、病院や診療所、介護老人保健施設の専門職（理学療法士、作業療法士、言語聴覚士）が自宅を訪れ、身体や心の機能維持・回復、日常生活の自立を支援します。これには、理学療法や作業療法、言語療法などの訪問リハビリテーションを行ったり、家族介護者へのアドバイス・相談や住宅環境の調整も含まれます。

最近は、病院での入院が短くなる傾向にあります。そのため、在宅で治療を受けることも増え、主には疾病《しっぺい》の管理が中心となり、日常生活へのサポートが不十分となりがちです。しかし、慣れ親しんだ生活環境で療養を続けることができ、これにより介護者の負担が軽減され、生活の質（QOL）が向上することが期待されます。

とくに、意識障害の場合は特有の課題があります。日常生活でのコミュニケーションや行動に制約があるため、リハビリテーションを進めていくうえでその特性を考慮する必要があります。意識障害を有する人が安心して自宅でリハビリテーションを受けるためには、専門的なサポートや適切なアセスメント（評価）が欠かせません。そのため、専門的な意識障害者向けのリハビリテーションを提供し、それに必要なしっかりした体制づくりが必要です。この項では意識障害者の在宅リハビリテーションに焦点を当てて解説します。

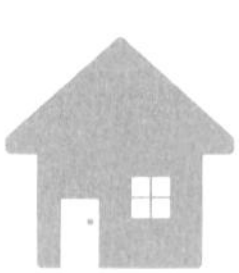

❷在宅リハビリテーションの利点と欠点は？

在宅リハビリテーションの利点はいくつかあります。まず、患者が慣れ親しんだ家庭や生活環境で治療を受けられることが挙げられます。とくに意識障害の患者にとっては、自宅が最も慣れ親しんだ環境であり、治療の効果を高める要素と

郵 便 は が き

切手を
お貼りください

1 0 2 0 0 7 1

千代田区富士見 2-4-6

株式会社 **西村書店**

東京 出版編集部 行

お名前	ご職業 年齢　　歳
	E-mail
ご住所 〒	
お買い上げになったお店 区・市・町・村　　**書店**	
お買い求めの日　令和　年　月　日	

ご記入いただいた個人情報は、注文品の発送、新刊等のご案内以外には使用いたしません。このハガキに書かれた裏面のメッセージは、別途承諾なく、無記名で、記事や広告などに利用させていただくことがあります。

ご愛読ありがとうございます。今後の出版の資料とさせていただきますので、
お手数ですが、下記のアンケートにご協力くださいますようお願いいたします。

●書名

●この本を何でお知りになりましたか。
1．新聞広告（　　　　　　　　新聞）　2．雑誌広告（雑誌名　　　　　　　　）
3．書評・紹介記事（　　　　　　　）　4．弊社の案内　5．書店で見て
6．ブログ・SNS など（　　　　　　　）　7．その他（　　　　　　　　）

●この本をお読みになってのご意見・ご感想、また、今後の小社の出版物についてのご希望などをお聞かせください。

●定期的に購読されている新聞・雑誌名をお聞かせください。
新聞（　　　　　　　　　　　　）　雑誌（　　　　　　　　　　　　）

ありがとうございました

■注文書　宅配便の代金引換にてお届けします。
ご注文金額 10,000 円未満の場合は、送料 1,100 円と代引手数料 330 円、
ご注文金額 10,000 円以上の場合は、代引手数料 330 円のみがかかります。
（すべて消費税率 10%の税込価格）＊発送先により送料実費をいただく場合があります。

▶お届け先の電話番号は必ずご記入ください。　☎

書名	冊
書名	冊

なります。これは、精神的な安定感やモチベーションの向上に寄与し、治療の成果を引き出す一環です。意識障害の程度によってコミュニケーションが難しい場合がありますが、自宅環境では患者のコミュニケーションスタイルに合わせた個別化されたアプローチが可能です。これにより、家族介護者のニーズや患者の進捗に基づいてケアを提供し、より効果的な治療が実現します。さらに、患者が自宅で治療を受けることで、通院や送迎の手間が省け、介護者の負担が軽減されます。同時に、入院治療に比べて医療費を削減できる傾向があり、効率的な医療資源の利用が期待されます（表1）。

一方で、在宅でのリハビリテーションにはいくつかの課題もあります。たとえば、病院やリハビリ施設で提供される一部の治療法や機材の利用が難しいことが挙げられます。自宅環境の制約が治療の進捗に影響を与える可能性があります。

利点	欠点
● 生活環境の継続	● 限られた専門的なサポート
● 介護者の負担軽減	● 環境の制約
● 個別化されたケア	● コミュニケーションの課題
● 医療費削減	● 非常時の対応
	● 専門的なサポートの限定

表１　在宅リハビリテーションの利点と欠点

また、緊急時の対応が難しいことも課題です。これらの利点と欠点を考慮しながら、患者に最適な治療環境を提供するためには、専門的なサポートや綿密な計画が必要とされます。

❸在宅リハビリテーションはどんなことをするの？

在宅リハビリテーションでは、個別の状態や必要に合わせて柔軟に対応し、患者さんに最も効果的かつ快適な治療を行います。具体的には以下の通りです。

1 評価とアセスメント

患者さんの状態やリハビリテーションの必要性を評価し、身体機能や日常生活動作（ADL）、コミュニケーションスキルなどを含むアセスメントを行います。

2 個別化されたリハビリテーションプログラム

患者さんごとに適切なリハビリテーションプログラムが策定されます。これには理学療法、作業療法、言語療法などが患者さんのニーズに基づいて組み合わされます。

3 身体機能の向上

理学療法によって、脳損傷や意識喪失に伴う機能の喪失や低下を最小限にとどめ、もとの状態に回復させることを目指します。筋力トレーニング、運動療法、バランスの向上などが取り入れられます。

4 日常生活動作の向上

作業療法では、日常生活動作（ＡＤＬ）の訓練を行います。食事の準備、入浴、着替えなどの活動が含まれます。

5 言語・コミュニケーションスキルの向上

言語療法によって、言葉の理解や発語能力の向上、コミュニケーションの円滑化を目指します。

6 家族介護者への教育

家族介護者に対して、ケアやサポートに必要なスキルや情報を提供します。

7 環境調整

患者さんが自宅環境で適切なケアを受けながら、日常生活に適応できるように、自宅での動線やアクセシビリティ(利用しやすさ)を評価します。段差やせまいスペースなどの課題に対処し、患者さんがスムーズに移動できるように工夫します。

8 心理的サポート

心理的な側面も考慮され、患者さんや家族介護者がリハビリテーションの過程において精神的なサポートを受けることができます。

9 テレリハビリテーション

近年では、遠隔医療技術を活用したテレリハビリテーションも行われています。これにより、患者さんは遠隔地にいてもリハビリテーションサービスを受けることができます。

❹ 在宅でリハビリテーションを受けるためにはどうすればいいの?

訪問リハビリテーションは、介護保険や医療保険を利用できます。基本的に、要介護認定を受けた方は介護保険を優先的に利用しますが、要介護認定を受けていない65歳未満の方や65歳以上でまだ要介護認定を受けていない方は医療保険で訪問リハビリテーションを受けることができます。対象となる患者さんは、原則として要介護1以上の方で、かつ主治医が訪問リハビリテーションの必要性を認めた場合です。主治医より訪問リハビリテーションの指示書を3か月に1回(医療保険では1か月に1回)発行してもらう必要があります。

なお、要支援1あるいは要支援2の方は、「介護予防訪問リハビリテーション」というサービスが受けられます。これは、まだ要介護認定を受けていないが日常生活において少しのサポートが必要な方が、将来的な介護の必要を予防するためのリハビリテーションを受けることができるサービスです。

具体的な手続きや条件は地域やサービス提供者によって異なる場合がありますので、居住地域の制度や医療機関の案内を確認することが大切です。

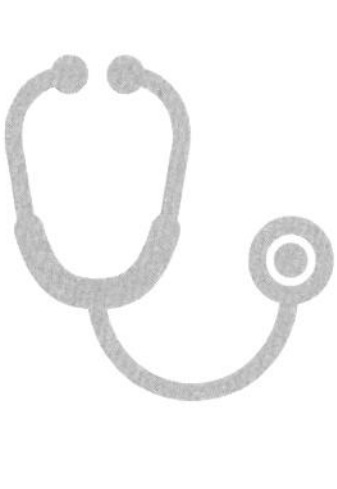

11 家族の心のケアとレスパイトはどうするの？

❶ 意識障害により家族が受ける影響

患者さんが病気や事故などによって意識障害になることで、家族もさまざまな影響を受けます。具体的には以下のような影響が考えられます。

● 意識障害の診断と予測不能な変化に対するストレス

病気やけがによる意識障害は、多くの場合、突然のことであり、まずは身近な人に不意に意識の障害が生じたことにより、家族も大きな精神的衝撃を受けます。とくに急性期や亜急性期には意識の変動もしばしばみられ、その変化の予測は困難です。不確実な状況は家族に大きな感情的な波をもたらし、とても大きなストレスを引き起こします。また、将来に対する不安も大きなストレスとなります。

●役割と責任の変化

患者さんに意識障害が生じると、多くの場合、家族の間での役割と責任の変化が生じます。遷延性意識障害の場合は、家庭内の責任に加え、新たに介護や医学的管理という負担が加わります。また大人の場合は、経済的役割も変化することがあり、大きな重圧となります。

●財政的・実務的な課題

前述の経済的な役割だけでなく、治療やケアにも多くの費用がかかります。また、さまざまな支援やサービスの制度を利用する手続きにも、多くの実務的な作業が必要であり、それらもすべて家族介護者にのしかかります。

●家族関係に対する影響

意識障害は家族の関係にも大きな変化をもたらします。しばしば家族間のコミュニケーションが難しくなり、特定の家族介護者が孤立してしまうことがあります。

❷家族の心のケアとレスパイトの重要性

意識は人としての生活や活動の基盤となるものであり、意識障害によって日常生活や社会生活は大きく変化します。しかし、これは患者本人だけのことではなく、家族の生活も一変させ、先に述べたような大きな変化をもたらします。このようなストレスのある状況でさまざまな生活の変化に立ち向かい、並行して介護を行い、支援サービスとの連携を取り続ける中で、家族は徐々に疲弊していきます。

このような状況において長期的に在宅生活を維持するためには、家族の心のケアとレスパイト（休息）が不可欠です。意識障害を有する患者の治療と並行して家族介護者が適切な心のケアやサポートを受けることは、家族介護者の精神的安定や身体的健康につながり、患者のケアにおいてもよい影響を与えます。逆に家族介護者の健康が悪化すると、介護生活も破綻します。

家族介護者がケアを受けることや休息を取ることに対して心ない意見を述べる人もいますが、家族介護者も独立した一人の人間です。介護は他者の人生を犠牲にして成り立たせるものではないことを十分に認識する必要があります。意識障害を有する患者さんが、なるべく長く家族介護者と穏やかで有意義な生活を行うためには、家族介護者のストレスを軽減し、定期的に休息する機会を提供することが大切です。

❸家族の心のケアやレスパイトの具体的な方法

意識障害を抱える家族の心のケアには、以下のような方法があります。これらは、長期的な介護の中で、家族介護者が身体的ならびに精神的に健康な生活を維持することに役立ちます。

●定期的な休息とリラックス

心身のストレス緩和のために定期的に休息を取り、趣味活動なども積極的に行うようにします。

●他者との積極的なコミュニケーション

悩みや怒りなどを他者と共有することで、精神的な負担を緩和したり、介護に

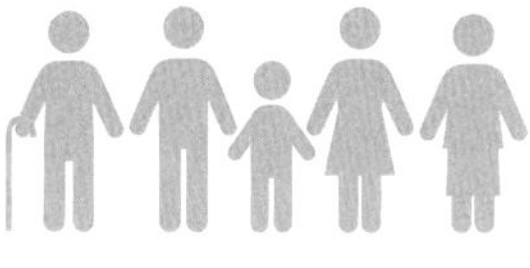

関する新しいアイデアを得ることができます。

●サポートグループへの参加

家族会など、同じような状況にある他の家族と交流することで、経験を共有し、さまざまな支援などに関する情報を得ることもできます。

●専門家との面談

心理専門家やカウンセラーとの相談も可能です。自分の感情を整理したり、ストレスに対処するための的確な家族の心のケアとアドバイスを得ることができます。

●専門的な介助・援助制度の利用（表1）

介護保険ではデイサービス（通所介護）、ショートステイ（短期入所生活介護）、ホームヘルプ（訪問介護）、訪問看護などが提供されています。また、医療保険ではレスパイト入院（介護家族支援短期入院）が利用できるため、状況に応じて利用します。その目的は家族介護者が一時的な休息を取ることだけでなく、本人の身体・精神状況の確認やよりよいケアに対する助言を受けることも含まれます。どのような形態を利用するかは、患者や家族介護者の状態をみながら、ケアマネジャーなどと検討しましょう。

これらの方法を、患者本人や家族介護者の状況に合わせて柔軟に組み合わせて適用することで、患者と家族介護者の生活のバランスを取り、より効果的・効率的な介護を実施することができます。長く介護を行う家族介護者がこのような身体や心のケアを受けることは当然のことであり、「介護放棄」「怠けている」などと安易に批判する言葉や気持ちを向けることがないよう、周囲が十分な理解を示すことが大切です。

短期入所施設の利用	一時的に患者が施設に入所し、質の高い専門的なケアを受けながら介護者の休息を確保する
医療施設の利用	7〜10日程度をめどに患者が入院し、質の高い専門的な医療やケアを受けながら、介護者が休息する時間を確保する
介護施設の利用	1日に数時間、患者が介護施設を利用（通所）し、その間の介護者の休息を確保する
訪問介護サービスの利用	資格のある介護者が自宅を訪れ、一時的に患者のケアを担当する
ヘルパーサービスの利用	ヘルパーが自宅に訪れ、一時的に家事や介護をサポートする
家族や友人の協力	他の家族や友人が一時的に介護の役割を果たし、介護者に休息を提供する

表1　レスパイトのさまざまな形態の例

スペシャルトーク

外傷・スポーツによっておこる脳障害「慢性外傷性脳症」

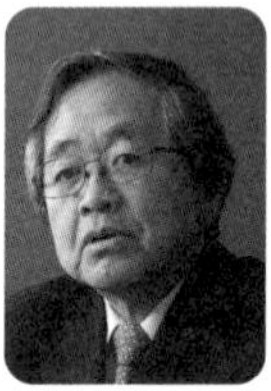

黒岩　敏彦
大阪医科薬科大学　名誉教授
春秋会城山病院　理事長

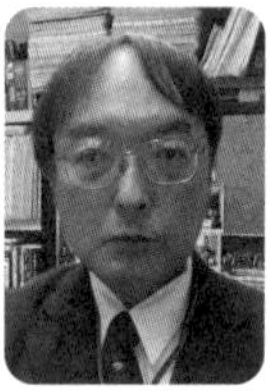

永山　正雄
国際医療福祉大学成田病院脳神経内科・予防医学センター　教授

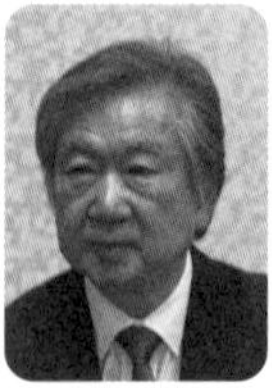

高木　清
我孫子聖仁会病院正常圧水頭症センター　センター長

黒岩●今日は、外傷やスポーツによる脳障害について造詣の深い永山先生と高木先生とともに、慢性外傷性脳症についてお話ししたいと思います。

頭部外傷は種々の原因で起こりますが、交通事故や戦争などのほか、ボクシングやラグビー、柔道などの激しいコンタクトスポーツ（競技者間の接触のあるスポーツ）によるものも知られています。ときには頭蓋内出血、脳出血などで手術が必要になることもありますが、軽症頭部外傷や脳しんとうなどを繰り返すことによる慢性外傷性脳症についてはいまだ日本では充分には認知されていないと思いますので、これについてお話しいただきたいと思います。

とくに最近では、頭部への比較的軽微な衝撃でも繰り返すことにより、将来的に進行性の認知障害や人格変化などをきたすことが問題となってきています。まず、このような慢性外傷性脳症とはどのような状態をいうのか、永山先生からお話しいただけますか。

永山●慢性外傷性脳症は、通常、頭部外傷（脳しんとうなど）を反復することにより進行性の脳神経細胞の障害が起きる病気（神経変性疾患）で、スポーツ選手や兵士に多くみられます。たとえ軽度であっても脳しんとうを繰り返し起こした運動選手の約３％が慢性外傷性脳症を発症するとの報告があります。慢性外傷性脳症では頭痛、うつ、いらだち、希死念慮《きしねんりょ》、自殺、衝動性、攻撃性、怒りっぽい、物忘れ、認知障害、人格変化、錯乱、動作緩慢、易転倒性《いてんとうせい》、運動失調（円滑に姿勢保持や運動・動作ができない）、言語障害といった症状がみられます。発症年齢は頭部外傷を繰り返す時期に応じて若年から高齢までありえますが、軽度な外傷を繰り返し受けてから数年から数十年たって認知障害、運動障害、精神症状、言語障害などがみられるようになります。治療法は、現時点ではまだ特別なものはありません。

黒岩●高木先生はいかがですか。また、軽微な頭部外傷でも繰り返すことが問題のようですし、言葉の定義として、軽症頭部外傷や脳しんとうはどのように定義されていますか。

高木●まず、慢性外傷性脳症は、コンタクトスポーツの人気が高いアメリカで生まれた概念です。これらのスポーツによって、比較的軽度な頭部外傷を繰り返し受けると、一定の期間を過ぎてからCTやMRIでは分からない進行性の病理変化が脳に生じて、永山先生が言われたような神経症状を引き起こすことがあり、これを慢性外傷性脳症と呼んでいます。

それから、軽症頭部外傷とは「グラスゴーコーマスケール」という15点満点の意識障害の評価方法で13点以上、30分以内の意識消失、24時間以内の**外傷性健忘**《けんぼう》と一般的には定義されます。つまり、脳しんとうも軽症頭部外傷に含まれます。脳しんとうは脳の一時的な機能障害と考えていいと思います。意識を失う場合も失わない場合もありますし、記憶も失う場合もそうでない場合もありますが、いずれにしても可逆的なものです。

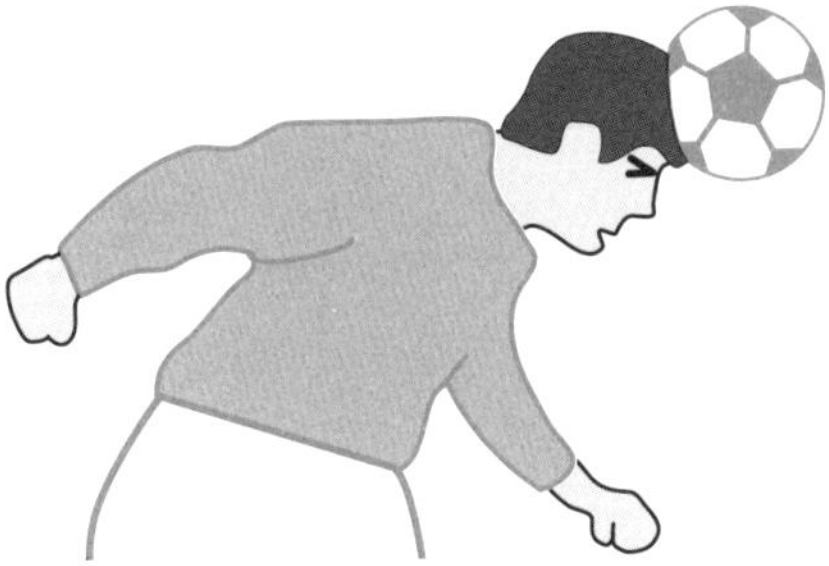

黒岩●慢性外傷性脳症の原因として最も重要性を感じるのはスポーツだと思いま

すが、具体的にはどんなスポーツが危険なのか、それ以外にはどのような状況で問題になっていますか？

永山●慢性外傷性脳症は最初にボクサーで見出されましたが、頭部に繰り返しけがを負うスポーツ、たとえばボクシング、アメリカンフットボール、ラグビー、サッカー、アイスホッケー、空手、総合格闘技、レスリング、柔道、剣道など（同じスポーツでもプレーやテクニックによって異なりますが）、そのほかにも戦争による脳しんとう、落馬した競馬騎手、頭部外傷の反復や爆発を受けた兵士、交通事故、ヘッドバンギング（コンサートでみられる共鳴的動作）、家庭内暴力などの後に発症します。とくに他の格闘技と比べて頭部へダメージが集中するボクサーは、ボクシングを始めてから平均15年後に発症することが多く、ボクサーの約20％が慢性外傷性脳症を患《わずら》っていると報告されています（パンチドランカー〈和製英語〉）。

高木●選手生活が長いほど慢性外傷性脳症の発症率が高く、重症度も高くなります。しかし、25歳で亡くなったアメリカンフットボール選手の脳にも異常が認められた報告のように比較的短い時間で生じる可能性もあります。また、自殺した野球選手が慢性外傷性脳症を患っていたという報告もあり、比較的少ない回数の頭部外傷でも生じる可能性があることは重要です。

黒岩●ＣＴやＭＲＩなどの画像検査では特徴的な異常はみられないとされており、診断には脳の解剖が必要ということですが、このような症状をきたす原因として、脳内ではどのようなことが起こっているのでしょうか？

永山●病態生理学的特徴はタウオパチー、すなわち過剰にリン酸化されたタウタンパク質の脳蓄積、脳沈着による脳障害（神経原線維《げんせんい》変化）で、脳重量の減少が特徴的です。

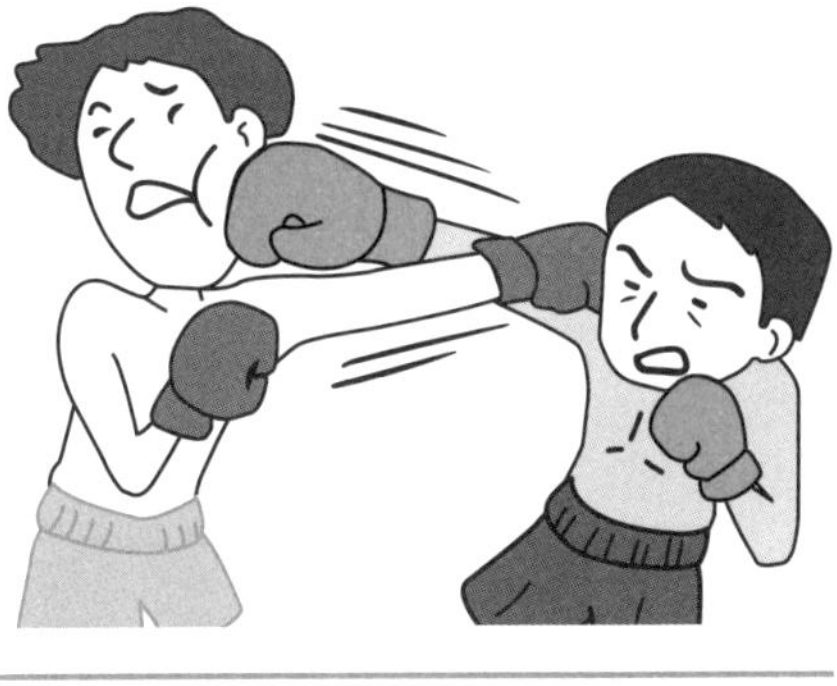

頭部の外傷を繰り返し受けても全員が慢性外傷性脳症を発症するわけではな

く、なぜ特定の人が発症するのか、先ほどの高木先生のお話のような場合もあり、どの程度の外傷を何回受けると発症するのかはまだよく分かっていません。

黒岩●高木先生はいかがですか。

高木●画像検査では異常がないので、亡くなってからしか診断はつきませんが、進行した例ではアルツハイマー病とよく似た臨床像を示します。また、頭部外傷はアルツハイマー病のリスクファクターの一つでもあります。病理所見もアルツハイマー病に似ていて、過剰にリン酸化されたタウタンパク質の神経細胞内への沈着が認められます。今後は、タウPET（陽電子放出断層撮影）などによる慢性外傷脳症の早期発見が可能になるかもしれません。

また、サッカーでヘディングをした直後に、脳に由来する物質が血清中で上昇しているという報告があり、頭に強い衝撃を受けると、直後から脳内で生化学的な異常が生じているようです。

黒岩●確かに、引退後のプロサッカー選手を調査した論文では、一般の人よりも神経変性疾患で亡くなる率が高いと警鐘を鳴らしています。以前から米国では

10歳以下、英国では11歳以下のヘディングは禁止しています。日本でも、2021年に日本サッカー協会（JFA）育成年代でのヘディング習得のためのガイドライン（幼児期～U-15）で年齢ごとの指針が出ていますので参考にされたらいいかと思います。慢性外傷性脳症に対して海外ではどのような動きがありますか？

永山●我が国ではまだ十分に認知されていませんが、欧米では重要な病態、疾患としてとくに脳神経内科医により本格的な研究が約20年前から始まっています。2023年8月に報告された米国ボストン大学からの30歳未満で亡くなった（自殺が最も多い）アマチュアコンタクトスポーツ152名の選手を対象にした検討では、認知障害、神経行動学的異常が全員にみられ、脳解剖では41・4%の選手で慢性外傷性脳症に合致する所見がみられています（競技別にはアメリカンフットボールが最も多く76・2%、次いでアイスホッケー、サッカー、レスリング、ラグビーの順）。この結果から、若年のアマチュアコンタクトスポーツ選手であっても慢性外傷性脳症の頻度は非常に高く、両親、スポーツ選手に対する指導、助言の重要性が強調されています。このような疾患があることを認識していただいて、先ほど述べたような症状があれば、早期に脳神経外科や脳神経内科などの専門診療科を受診することが大切で、多彩な症状を呈することから心のケアも重要かと思います。

黒岩●最近、日本でも関連医学会やスポーツ協会から、頭部外傷時のガイドラインが多く出ています。加えて、確定診断は脳の解剖によるということで臨床的診断法も確立された治療法もないわけですし、スポーツを楽しむ若い人も罹患する可能性があることからも、社会的な取り組みも必要な気がします。治療法に関しては、高木先生は新しい試みをされているとお聞きしましたが。

高木●私自身は、軽度外傷性脳損傷あるいは外傷性頸部症候群(むち打ち症の後遺症)と呼ばれている疾患を診療してきました。軽度外傷性脳損傷という病名は、欧米では軽症頭部外傷や脳しんとうと同じようによく用いられていますが、日本ではあまり用いられません。軽度外傷性脳損傷は慢性外傷性脳症と同じように、20年ほど前から欧米の医学論文で取り上げられるようになり、どちらの論文数も最近の10年間で加速度的に増えていますが、日本で扱われることはまだ少ないです。治療としては、一般にはあまりなじみのない硬膜外気体注入療法を行っています。

診療を始めて今年でちょうど20年になります。およそ1500例を診察してきましたが、70例ほどはスポーツが原因で、中には慢性外傷性脳症の軽症例と考えられる例もあります。これまでお話ししたことからお分かりいただけると思いますが、慢性外傷性脳症については現時点では確立された診断法や治療法がなく非常に難しい病気です。しかし、少なくとも軽症例に関しては症状が似ている軽度外傷性脳損傷は治療できる可能性があると思っています。

黒岩●高木先生の行われている硬膜外気体注入療法は、まだ一般的とはいえず、エビデンス（根拠）も弱いことから積極的に勧められるものではなく、今後検討されるべき治療法かと思いますが、慢性外傷性脳症という厳しい状況にある患者さんをなんとか救いたいという先生の気持ちはよく分かりました。

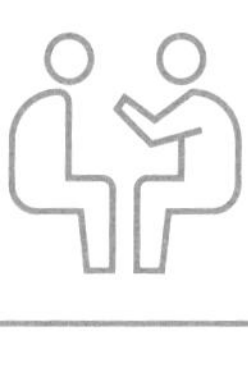

日本ではまだまだ十分には認識されていないと思われる慢性外傷性脳症についてお話しいただきました。確立された診断法と治療法がないことから、予防が大切であって、たとえ軽度でも頭部外傷を避ける以外にはないと思いますが、先ほどいいましたように頭部外傷時に対処するための多くのガイドラインもできており、少しずつ認知されてきているのは喜ばしいことです。疑わしければ早期に専門家を受診されることをお勧めします。慢性外傷性脳症で悩む患者さんが少なくなることを期待して、この鼎談《ていだん》を終わりたいと思います。ありがとうございました。

12 意識の仕組みはどうなっているの？

意識の仕組みは非常に複雑にできています。医学の分野では、意識とは外からのさまざまな刺激を受け入れて自分を表現できる機能と理解されています。つまり完全に覚醒した状態であり自分自身やその周囲の環境を認識できる状況を示します。

意識を理解するため、意識の重要な部分（中枢）、中枢機能を維持するのに存在する最も重要な神経伝達物質、中枢を支えるための因子に分けて解説してみます。

❶意識の重要な部分（中枢）はどこにあるの？

意識の中枢は脳の奥深い部分の脳幹から視床を介し大脳皮質におよぶ総称として上行性網様体《じょうこうせいもうようたい》賦活系《ふかつけい》（ＡＲＡＳ）であるといった考え方が一般的です（図１）。

この中枢には、意識の維持、覚醒と睡眠サイクルの存在が知られています。

意識の中枢がどこにあるのかは紀元前のヒポクラテス全集にも注目の内容として記録があり、脳以外のどこからも喜怒哀楽は発生せず、智恵や善悪の判断は脳の特別な働きであり、脳なくして意識は発生しないと明言されています。

しかしながら、意識の中枢がどこにあってどのような仕組みで働いているかが議論され出したのは20世紀に入ってからで、いろいろなことが分かってきました。電気刺激による意識の覚醒

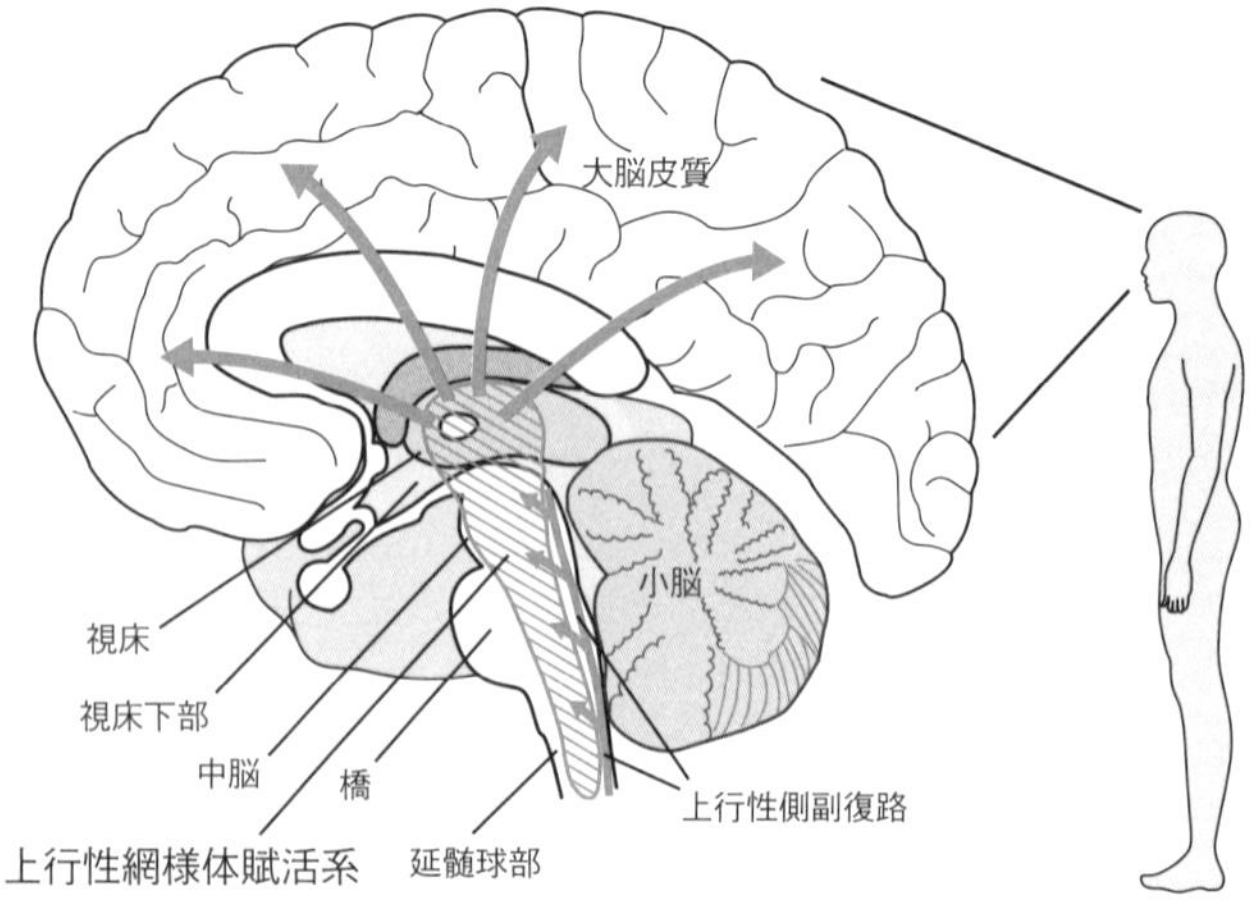

図１　頭蓋内を正中断した際の横から見た断面図

や脳波測定などの研究結果から、現在の上行性網様体賦活系の概念が認識されるようになりました。脳幹の求心路遮断（体の末梢から中枢神経系に向けての神経経路を示し感覚路が主体）によって脳波が抑制されたことも上行性網様体賦活系の概念が大脳皮質におよぶことの裏づけとなっています。脳幹の太さは大人の親指ほどで、その部分はほかに呼吸を行うことや、心臓の動きの調節なども行う、生命維持のために非常に大切な場所です。

意識の中枢は遠心路（中枢神経系から体の末梢に向けての神経経路を示し運動路が主体）に存在するとされていただけに、米国で新しい考えが発表されたときには大変な反響でした。

❷意識中枢に存在する神経伝達物質にはどんな重要な働きがあるの？

神経内の情報伝達は、神経細胞の端にあるシナプスから次の神経細胞のシナプスに受け継がれますが、そこにはちょっとしたすきま（シナプス間隙）があります。そのすきまの情報伝達役が神経伝達物質です。上行性網様体賦活系にはさまざまな神経伝達物質が存在し、それぞれの一つの神経における伝達は1種類の神経伝達物質のみが関与しています。たとえば、セロトニンやノルアドレナリンが脳内に不足すると睡眠異常を呈することが知られています。

●**アセチルコリン**……とくに覚醒反応の制御、記憶学習、睡眠－覚醒サイクル、意識の高度な機能

●**セロトニン**……睡眠の覚醒誘導、侵害(生命にとって過大な刺激となること)性求心性刺激の遮断、気分・情動行動の制御、高次脳機能

●**ドーパミン**……精神行動、認知機能、意識の促進作用

●**ノルアドレナリン**……覚醒時の活動状態における脳機能の維持、ストレス反応の増強、記憶の固定、作業記憶、総合的な睡眠-覚醒サイクル管理

●**グルタミン酸**……睡眠に関与

●**ヒスタミン**……満腹感の形成、覚醒状態の維持や制御

私たちが、経験や感情により物事を判断し、認識する能力が意識であるといえるでしょう。そのプロセスは、目で見たり、耳で聞いたりした情報が求心路から

上行性網様体賦活系に集められ処理された結果だと理解できます。たとえば、以前どこかで見たことのある美しい景色は視覚といった感覚に相当します。

しかしながら、その景色を見てきれいだと感激し、以前のきれいな景色はどこだったのか、そのとき誰と一緒だったのかを考えるのは意識の働きなのでしょう。以前どこかで見た美しい光景は意識の中の記憶や知覚が機能しているのでしょう。そのほかには、認知、注意、知覚なども関係しています。

景色を見たその感覚はセンサーのようで、意識は脳の中で制御されるコンピュータのようなものなのかもしれません。ＡＩがもてはやされる時代ですが、さらにその上をいくこのコンピュータをすべて解析することは並大抵のことではないことは皆さんお分かりでしょう。

13 意識はあっても、様子がいつもと違ったら？

意識には、覚醒していることと気づいていること（認識）の2種類があります。同様に意識障害には意識レベル（清明度）の障害と意識内容の障害（意識変容）があります。ここでは緊急の対応を要する急な（急性の）意識内容の障害がみられる病気についてお話ししましょう。

❶急性の意識内容の障害（意識変容）

通常、意識障害といえば意識レベルの障害だけに目がいってしまいますが、意識内容の障害も非常に多くみられます。意識内容の障害は意識レベルの障害とともにみられることもありますが、意識レベルの障害なく意識内容の障害のみがみられることもあります。急性の意識内容の障害は心の病気によることもありますが、表に示すようにむしろ緊急の対応を要する重症の体の病気によることが多いのです（表1）。

❷非けいれん性てんかん重積状態（NCSE）

てんかん発作といえば小児の遺伝性のけいれんがある病気と思われがちです。しかし当然のことながら脳や全身の病気によるてんかん発作全体をみる場合、約半数以上は60歳以上で、遺伝性なく、けいれんがない場合（非けいれん性てんかん発作）の方が多いのです。てんかん発作が5分以上続く場合、またはてんかん

カテゴリー	代表的な原因
急性脳症	腎臓、肝臓、血糖値の高度異常、敗血症 ミネラル、ビタミンや内分泌（ホルモン）の高度異常 血圧の高度異常
脳卒中（脳血管障害）	脳梗塞、くも膜下出血、脳出血
中枢神経系感染症	脳炎、髄膜炎、脳膿瘍
全身感染症（とくに高齢者）	肺炎、新型コロナウイルス感染症 インフルエンザウイルス感染症
薬物中毒・離脱症候群・副作用	アルコール（飲酒）関連 薬剤性（精神科治療薬、麻薬ほか）
その他	炭酸ガス蓄積、酸素欠乏 てんかん、とくに非けいれん性てんかん重積状態（NCSE） 脳腫瘍、心不全、頭部外傷、ICU 症候群、熱射病 心因性・精神科疾患

表１　急性の意識内容の障害（意識変容）の原因

活動が回復なく反復し5分以上続く場合は重篤で、てんかん重積状態と呼ばれ、事実上、全身けいれん重積状態（GCSE）と非けいれん性てんかん重積状態（NCSE）に分類されます。近年、NCSEを疑う状況は非常に多彩であることが筆者らにより明らかにされました（表2）。

NCSEの頻度と死亡率は急性期または慢性期を問わず高く、ある程度薬物治療が可能であるにも関わらず、現在でも多くの例が見逃されています。

カテゴリー	代表的な原因
急性意識障害	昏睡状態、意識変容、意識レベルの変動
遷延性意識障害	遷延性植物状態、意識レベルの変動
反復性意識消失発作	
反復性神経発作 自動症	同じ言動の反復、瞬目・咀嚼・嚥下、舌舐めずり 鼻こすり、パントマイム様顔面自動症
高次脳機能障害	失語症、Klüver-Bucy症候群、健忘
認知障害	認知症、異常言動
精神症候	
眼球位置・運動障害	凝視、眼球共同偏倚、自発眼振様眼球運動
ミオクローヌス	発作間欠期における顔面や四肢の小さなピクツキ
急性臓器機能障害	てんかん関連臓器機能障害；急性心停止、無呼吸ほか
その他	発作性・反復性・変動性・原因不明の神経症候

表2　非けいれん性てんかん重積状態（NCSE）を疑う状況

14 入院後、意識がすぐに回復しないときは？

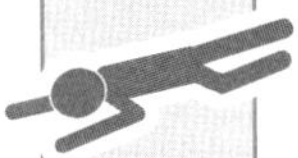

意識障害の原因が診断されて入院したあとも、意識がすぐに回復しない場合があります。この場合、意識を失った原因に関わらず、まず呼吸・循環に異常がないか再確認し、必要があれば気道確保や循環の安定を図ります。十分な呼吸と血圧が維持できないと脳にダメージが加わるからです。そのうえで意識が回復しない原因を調べます。意識障害の原因は一つとは限りません。熱中症や低体温症では、その原因が脳卒中や頭部外傷、てんかん重積かもしれません。「AIUEO《アイウエオ》TIPS《チップス》」（表1）などを参考に、隠れた病気がないかを検討します。

❶どのような原因が考えられるか？

意識を失った元の原因によって、考えられる原因が絞られます。代表的なもの

を挙げると、

●**低血糖**　インスリンの過量投与では、ブドウ糖投与によって一時意識が回復しても、インスリンの効果が続き、再び低血糖をきたすことがあります。血糖のモニターとブドウ糖の追加投与を要します。

●**薬物中毒**　睡眠導入剤の大量服用の場合、作用の持続時間(半減期)は薬物によって異なり、薬物の種類と量によって長引くことがあります。

●**循環不全**　血圧と心電図を持続モニターして異常がないか確認します。

●**頭部外傷**　来院時の頭部CTで頭蓋

A	Alcohol/Acidosis	アルコール中毒、アシドーシス
I	Infection	感染症
U	Uremia	尿毒症
E	Enviromental/Epilepsy/ Electrolytes/Encephalopathy/ Endocrine desease	環境因子、てんかん、電解質異常、 脳症、内分泌疾患
O	Overdose/Oxygen deficiency	過量内服、低酸素脳症
T	Trauma/Tumor	頭部外傷、脳腫瘍
I	Insulin	インスリン過量
P	Psychogenic/Poisons	精神疾患、中毒
S	Stroke/Shock	脳卒中、循環不全

表1　AIUEO TIPS(アイウエオ チップス)

内出血が少量であっても、時間経過とともに出血が増大することがあります。とくに、血液をサラサラにする薬を飲んでいる場合は要注意です。瞳孔や筋力の左右差がないか注意し、時間をおいて頭部CTを撮らねばなりません。また、手術をした反対側に出血をきたすこともあります。

●脳卒中（脳梗塞・脳内出血・くも膜下出血）　脳梗塞や脳内出血では、麻痺などの病変部位に一致した症状が出ますが、脳幹病変や、よほど大きな脳内出血や脳梗塞でなければ、重度の意識障害をきたすことはありません。しかし、次に述べる非けいれん性てんかん重積（NCSE）を生じた場合には、意識が回復しません。

●全身けいれん重積状態　抗てんかん薬の投与により全身けいれんが止まったあとも、意識が戻らないことがあります。この場合、みた目にはけいれんがなくても発作が続いている、NCSEの可能性があります。

❷ 非けいれん性てんかん重積状態（NCSE）とは？

NCSEは、意識障害を呈するさまざまな病気にみられます（表2）。手足に明らかなけいれんがなくても、よく観察すると、眼が一点を凝視したり偏倚《へんい》していたり、口もとがピクピクしていることがあり、診断の糸口になります。

診断確定のためには、持続脳波モニタリングが有用です。発作波の確認と、抗てんかん薬の投与により、意識の回復やてんかん波形が消失することで診断できます。くも膜下出血に対する開頭クリッピング術後に、目が覚めない患者の簡易持続脳波モニタリングを示します（図1）。

てんかんは若い人に多いと思われてきましたが、実は高齢者に多く、NCSEが多くを占めることが分かってきました。原因不明の意識障害では、NCSEの可能性を考え、電極数を減らした簡易脳波でもよいので、できれば24時間以上の持続脳波モニタリングを行うことが望まれます。

もとの疾患	頻度
全身けいれん重積状態が止まったあと	48%
脳内出血	28%
意識障害を呈するすべての患者	27%
重症頭部外傷	22%
くも膜下出血	8%
脳梗塞	6%

表 2　非けいれん性てんかんの発生頻度

Claassen J, et al. Detection of electrographic seizures with continuous EEG monitoring in critically ill patients. Neurology；62(10)：1743–1748, 2004 より作成

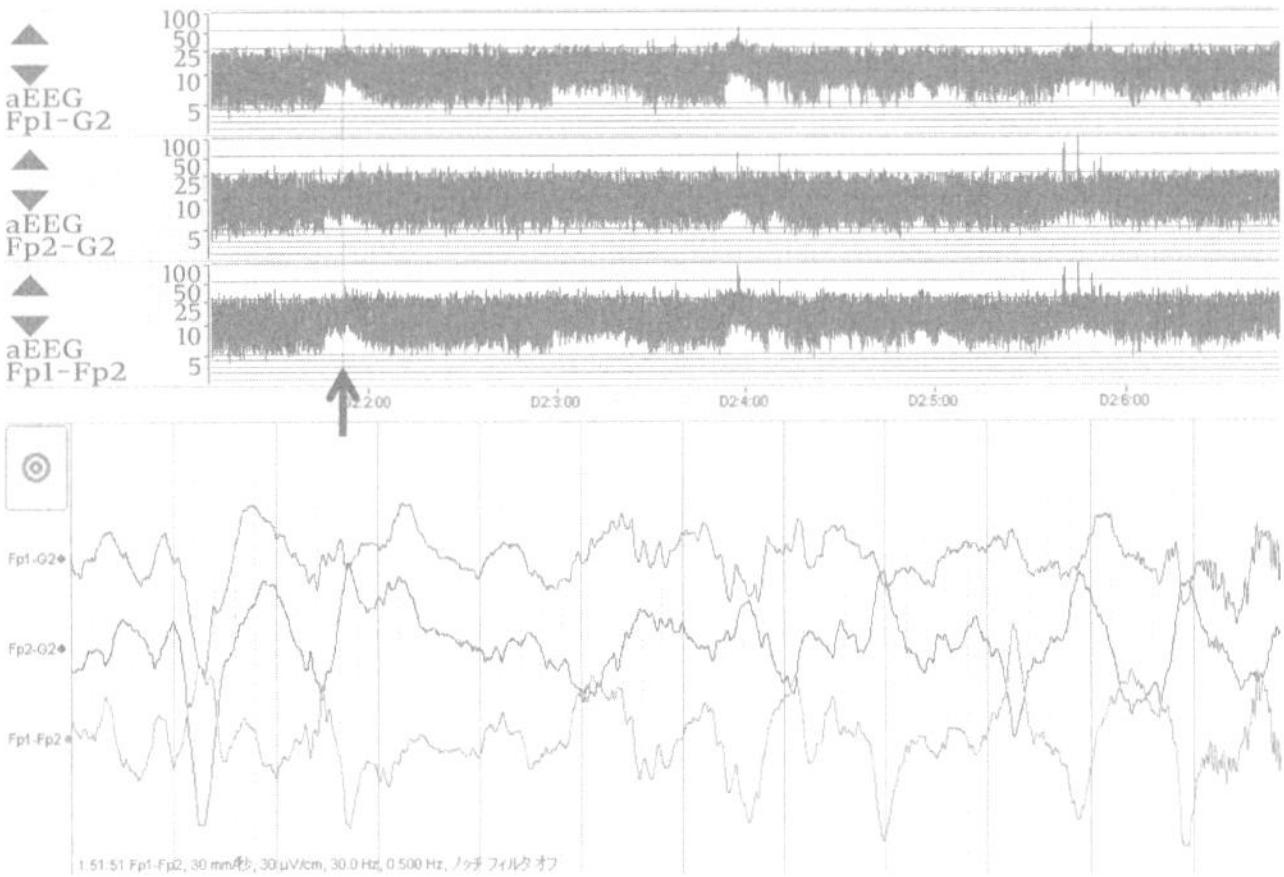

図 1　簡易持続脳波モニタリング

くも膜下出血に対する開頭クリッピング術後、目が覚めない患者に対する前額部のみの誘導による簡易持続脳波モニタリング。CT、MRI ではとくに問題はない。
上段は 15 秒間の振幅のみを取り出して圧縮し、6 時間分を表示したもの（振幅統合脳波）。矢印部分の圧縮前の元の脳波が下段で、てんかん波がみられる。抗てんかん薬の投与により、患者は目を覚ました。

15 意識障害と認知症について

❶ 認知症とは？

認知症は、脳の病気によって記憶力や注意力などの認知機能が低下して、日常生活に困難を生じた状態をいいます。我が国では、人口の超高齢化に伴って、認知症高齢者は増加の一途を辿り、2025年には5人に1人まで増加すると予想されています。

認知症にはいくつかの病型があります。脳内にアミロイドβが沈着する**アルツハイマー型認知症**は、数時間前の出来事や数分前の会話内容を忘れて、同じ質問を繰り返すなど、物忘れ（記憶障害）で発症することが多く、日付や曜日に疎《うと》くなり（失見当識）、進行すると要領が悪くなり（実行機能障害）、日常生活に見守りや介助が必要になります。記憶障害を呈するものの、日常生活には大きな障害のない状態は、**軽度認知障害**（ＭＣＩ）と呼ばれます。軽度認知障害は、健常な状態と認知症の中間のグレイゾーンのような存在ですが、軽度認知障害の約1割は毎年認知症に移行すると考えられています。

脳梗塞や脳出血などが原因の**血管性認知症**は、注意散漫や実行機能障害などの症状に加えて、手足のまひや歩行障害などの脳卒中後遺症を伴うことが多いことが特徴です。脳卒中の再発により進行性の経過を辿りますが、脳卒中を予防することで発症や進行を抑えることができるので、「予防可能な認知症」ともいわれます。高齢者では、血管性認知症にアルツハイマー型認知症が合併することも珍しくありません。

現実には存在しない人物や昆虫などが見えると主張する（幻視）、就寝中に大声で寝言を発する（レム睡眠行動障害）、動作が鈍く転倒しやすい（パーキンソン症状）など多彩な症状を呈する**レビー小体型認知症**では、大変調子がよく頭脳明晰のような状態と、ぼんやりして反応が鈍い状態を繰り返すことも大きな特徴です。レビー小体型認知症では、アルツハイマー型認知症を合併することがあります。

ほかに、**前頭側頭型認知症**では、自分勝手な行動をとる（脱抑制）、毎日同じ時間に同じ行為を繰り返す（常同行為）、言葉が円滑に出てこない（非流暢性発話）、ありふれた単語を理解できない（意味理解の障害）といった症状が現れ、65歳以下の働き盛りに発症するのが特徴です。

横浜総合病院物忘れ外来を受診した患者さんの統計では、アルツハイマー型認知症が最も多く43％、軽度認知障害が35％、レビー小体型認知症が9％、血管性認知症が6％、前頭側頭葉変性症が1％、その他の認知症が6％という割合でした（図1）。

ガイドラインによると、「認知症とは、一度正常に達した認知機能が、後天的な脳の障害によって持続的に低下し、日常生活や社会生活に支障をきたすようになった状態をいい、それが意識障害のないときにみられる」と定義されており、認知症の診断に際して、意識障害を除外することが最初に求められています。

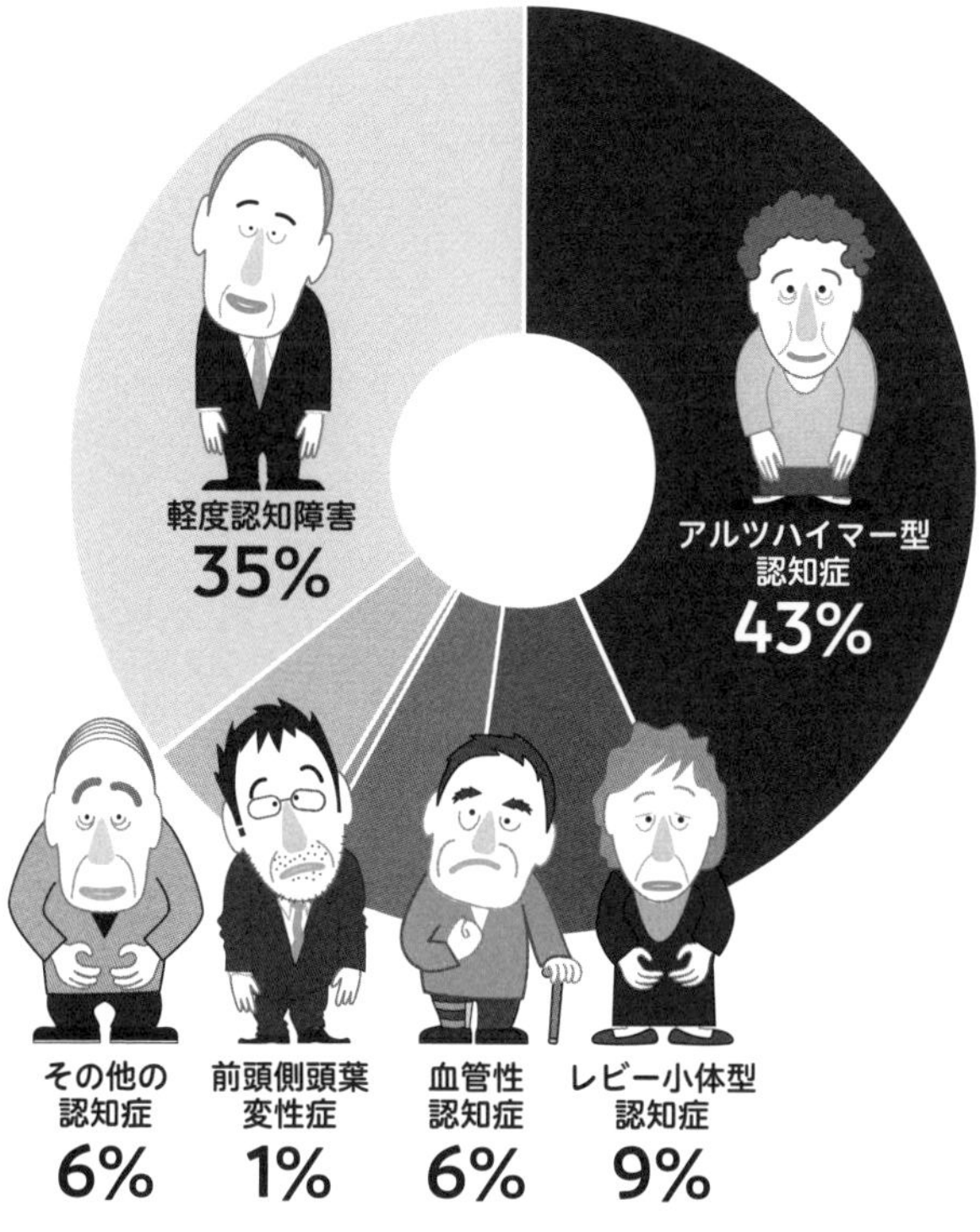

図１　物忘れ外来初診患者の臨床診断

❷ 意識障害と認知症

意識障害については、2項で詳しく解説されていますが、簡単に定義すると「外部からの刺激に対する反応が低下ないし失われた状態」となります。意識障害のない状態を「意識清明」といい、重症の意識障害は「昏睡状態」といいます（図2）。

意識障害の程度は、開眼しているか否か、話しかけて会話が成立するか否か、口頭指示に従って手足を動かすことができるか否かなどの観点から総合的に判定されます。閉眼していて呼びかけてもまったく反応しないような重症の状態であれば、意識障害と容易に診断されますが、開眼して呼びかけに反応する軽症の場合は意識障害の診断が難しくなります。

眠っている状態は、一般的に意識障害には含まれませ

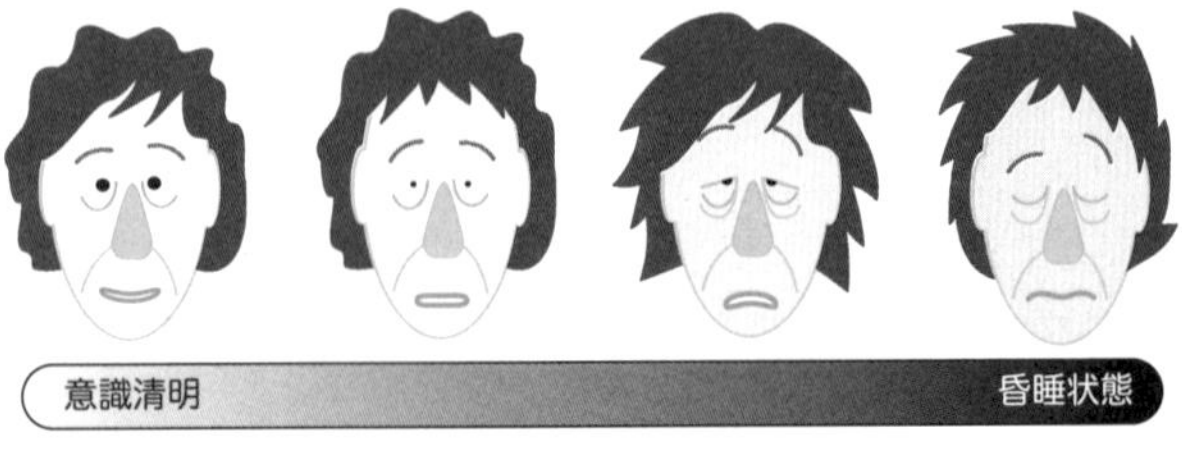

図2　意識障害の重症度：意識清明から昏睡状態まで

ん。また、本人が意識障害を自覚することはないので、「集中力が長続きしない」とか「頭がボーッとしてスッキリしない」など本人が訴える自覚症状は、意識障害とは診断しません。

自由に歩き回ることができて、話しかけると反応はするものの、応答が遅く、的外れの返事をするときなどは、意識障害と認知症の鑑別が問題になります。

日付や曜日を正確に答えることができない失見当識や言語理解の障害は、基本的には認知症の症状ですが、意識障害の評価にも含まれることがあります。たとえば、転倒して頭部を打撲して救急搬送され、最初に診察した医師から、日付や曜日を質問されて正確に返答できない場合は、軽症の意識障害と診断されることもあれば、認知症の疑いとされることもありますが、数日経過しても日付や曜日を正確に答えることができないときには、軽症の意識障害よりも認知症の可能性が高くなります。

それまでは平穏に暮らしていた高齢者が、入院すると急に興奮して大声を出したり、暴れ回ったりすることがあり、「譫妄《せんもう》」と呼ばれます。入院中に譫妄を呈し大騒ぎした人も、退院して自宅に帰るとまた平穏な状態に戻ります。入院や施設入所に加えて、疼痛《とうつう》、発熱、便秘、尿閉、脱水なども譫妄の誘因になります。

譫妄は環境の変化やストレスに関連した一過性の軽い意識障害と考えられており、認知症と鑑別すべき症状とされますが、もちろん、認知症の高齢者も入院などの環境の変化に伴って譫妄に陥ることは珍しくありません。広い意味での意識障害と認知症を厳格に線引きすることが難しい状況も存在します。

16 てんかんを起こしたら車の運転はできないの？

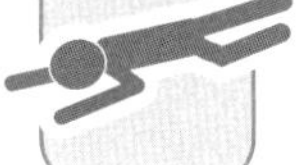

てんかんの患者さんが、運転中の発作で事故を起こした事例を覚えておいでの方もいらっしゃると思います。２０１１年の鹿沼市クレーン車暴走事故、２０１２年の京都祇園軽ワゴン車暴走事故などは皆さんの記憶に新しいものかもしれません。

では、どうして発作が起きると事故になるのでしょうか。それは意識を失ったり、手足の動きがコントロールできなくなったりするために、車の運転操作ができなくなることによるのです。

もちろん、てんかん以外でも、過労・病気・薬物の影響その他の理由で正常な運転ができない場合も事故を起こすことがあります。眠った状態や、アルコール服用時、視力の悪い人が眼鏡なしで、運転してはいけないのは皆さんもよくご存じのことでしょう。

ところで、てんかんのある人は車の運転はできないのでしょうか。答えは、原則としてできません、です。道路交通法では、てんかんにかかっている者には運転免許を交付しないこと、となっています。しかし、適切な治療を受けることにより、運転操作が安全にできる場合には、自動車の運転は可能となります。

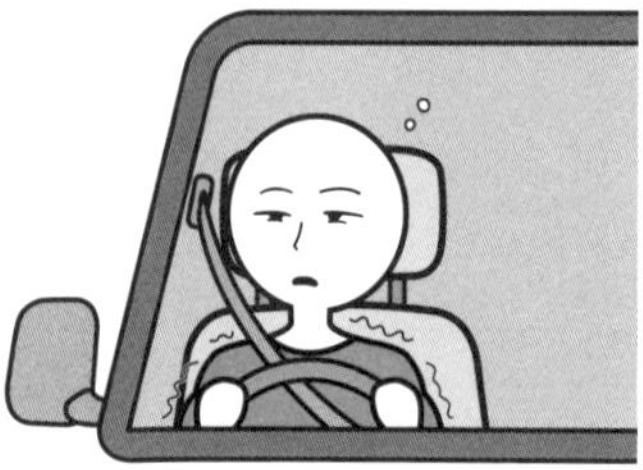

❶運転できる条件

てんかんのある人の運転免許取得には、一定の条件が定められています。医師の判断でこの条件を満たした場合にのみ、取得が可能です。

では、この運転できる条件とは何でしょうか(道路交通法では、免許の拒否などを行わない条件となっています)。
●発作が過去5年以内に起こったことがなく、今後、発作が起こるおそれがない

- 発作が過去2年以内に起こったことがなく、今後、一定期間であれば発作が起こるおそれがない
- 1年間の観察後、意識障害および運動障害を伴わない発作に限られ、今後、症状の悪化のおそれがない
- 2年間の観察後、発作が睡眠中に限って起こり、今後、症状の悪化のおそれがない

この条件が医師の診断により公安委員会指定の診断書に明記されることが必要です。

❷日頃の心構え

しかし、てんかんのある人が運転できる状態だからといって、日常生活で何も気をつけなくてよいということではありません。

体調不良や睡眠不足のとき、抗てんかん薬を飲み忘れたときなどは、自主的に運転を控えてください。医師も抗てんかん薬の種類や量の変更、あるいは抗てん

かん薬に影響のある薬を処方した際などは、発作再発のリスクが高いと判断し、その間は運転をしないように指導をすることがあります。

抗てんかん薬を決められた通りに服用すること、生活リズムを整えることが大切です。気をつける点としては次のようなものがあります。

- 処方された通りに服薬する
- 他の病気になったときも、医師に相談のうえ、抗てんかん薬は継続する
- 過度なストレスを避ける
- アルコールをつつしむ
- 十分に睡眠をとる
- 暴飲暴食をしない
- 過剰な光・音刺激を受けない
- 調子の悪いときに無理をしない

❸運転にまつわる、知っておいた方がよいこと

1回の発作のみではてんかんと診断できないことが多いのですが、てんかんの確定診断がなくても、初回発作後、6か月程度の一定期間は車の運転をしないよう指導することになっています。

日本てんかん学会では、発作がコントロールされていても運転を主たる職業とする仕事には就《つ》かないことを推奨していますので、大型免許や第二種免許の取得は控えてください（例外規定があります）。

運転をすることができない状態であるにもかかわらず運転をし続ける人を、医師が公安委員会に任意で届け出ることができるようになっています。ただし、運転の事実が発覚してもただちに届け出の手続きをすることは通常ありません。

❹ かかりつけの医師への相談を

てんかんのある人を支える日本の社会制度には、精神障害者保健福祉手帳や自立支援医療制度などがあります。また医師には、自動車運転免許に関する法的知識、日常生活上の注意などをてんかんのある人に説明することが求められています。てんかんのある人が運転や生活全般について不安や心配のある場合には、かかりつけの医師によく相談することが何より大切です。

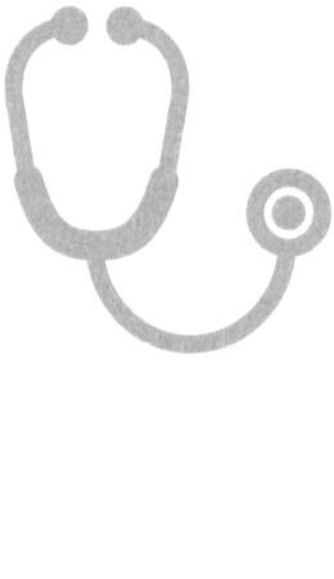

17 スポーツで脳しんとうになったら？

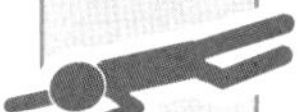

スポーツ中、頭を打って意識が戻らない、あるいは、まひやけいれんなどの症状を呈するプレイヤーを救急搬送すべきことに異論はないでしょう。問題はむしろ一見すると軽症そうな、いわゆる「脳しんとう」などと称される場合で、のちに具合が悪くなることはないか、このまま帰宅させてよいのか、近くの医療機関に急いだほうがいいのかなど、専門医であっても判断に悩むことがあります。ここではスポーツの現場でしばしば遭遇する「脳しんとう」について、どう見極め、対処するかについて説明します。

❶ 脳しんとうとは

脳しんとうと聞くと「スポーツ中に頭を打って倒れたもののしばらくして、あるいは水などをかけられて正気に戻り、また競技に復帰する」といったイメージを持たれる方が多いと思います。かつてはそのようなシーンを目にすることがありましたが、これはさまざまな意味で間違っている、というのが現在の見解です。

脳しんとうの細かい定義はいろいろありますが、「主として首から上への衝撃により、脳の働きが一時的に障害されること」ととらえるのがよいでしょう。この表現には直接頭を打たなくても生じる、意識を失うとは限らない、働き(機能)に不具合が生じるがCTやMRIなどの画像検査には反映されない、通常は時間とともに症状が回復する、などの特徴が含まれています。

つまり、脳しんとうは「表1」に示すような「脳の

・頭痛	・光に過敏	・疲れる／やる気が出ない
・頭がしめつけられる	・音に過敏	・混乱している
・頸部痛	・動きが鈍い	・眠気が強い
・嘔気／嘔吐	・霧の中にいる感じ	・寝つけない
・めまいがする	・「しっくりしない」	・いつもより感情的
・ぼやけて見える	・集中できない	・いらいらしやすい
・ふらふらする	・覚えられない	・悲しい気持ちになる
・心配／不安が強い		

表１　脳しんとうに見られるさまざまな症状

働きに基づくさまざまな症状」を呈するもので、意識を失うことは、そのごく一部に過ぎません。

❷ スポーツによる脳しんとうへの対応

「スポーツによる脳しんとうにどう対応するか」についての指針は、おおむね夏季五輪の年の秋に開かれる「国際スポーツ脳振盪《しんとう》会議」が提供します。直近のものは2022年（コロナ禍で延期が重ねられました）にアムステルダムで行われた第6回会議で、2023年6月にはその共同声明も発表されています。この声明に付随して「現場で何をしたらいいか」の指針も発表され、これが次回改訂までの国際的なコンセンサスとなります。

日本語化が急ピッチで進められていますが、内容は前の2017年版（こちらはすでに日本語化されています）と大きくは変わっていません。中でも非医療従事者向けに作られる「脳振盪を疑ったときのツール（**Concussion Recognition Tool**）」（次頁参照）は装丁以外に変更されたところはなく、2021年の東京五

ステップ3：自分で気がつく症状

- 頭が痛い
- 頭がしめつけられている感じ
- ふらつく
- 嘔気・嘔吐
- 眠気が強い
- めまいがする
- ぼやけて見える
- 光に過敏
- 音に過敏
- ひどく疲れる／やる気が出ない
- 「何かおかしい」
- いつもより感情的
- いつもよりイライラする
- 理由なく悲しい
- 心配／不安
- 首が痛い
- 集中できない
- 覚えられない／思い出せない
- 動きや考えが遅くなった感じがする
- 「霧の中にいる」ように感じる

ステップ4：記憶の確認（13歳以上の選手が対象です）

以下の質問（種目により修正が可能です）に全て正しく答えられないときは、脳振盪を疑います。

- 今日はどこの競技場／会場にいますか？
- 今は試合の前半ですか、後半ですか？
- 先週／前回の対戦相手は？
- 前回の試合は勝ちましたか？
- この試合で最後に点を入れたのは誰ですか？

脳振盪が疑われた場合には…

- 少なくとも最初の1～2時間は、ひとりきりにしてはいけません。
- 飲酒は禁止です。
- 処方薬も市販薬も、原則として飲んではいけません。
- ひとりで家に帰してはいけません。責任ある大人が付き添います。
- 医師からの許可があるまで、バイクや自動車を運転してはいけません。

脳振盪が疑われた場合には、競技や練習をただちに中止します。たとえすぐに症状が消失したとしても、医師や専門家の適切な評価を受けるまで、プレーに復帰してはいけません。

脳振盪を疑ったときのツール（CRT 5©）

こどもから大人まで 脳振盪を見逃さないために

これらの競技団体が承認しています

脳振盪を疑ったら、速やかにプレーを中止する

頭を打つと、ときに命にかかわるような重い脳の損傷を負うことがあります。このツールは、脳振盪を疑うきっかけになる症状や所見についてご案内するものですが、これだけで脳振盪を正しく診断できるわけではありません。

ステップ1：警告－救急車を呼びましょう

以下の症状がひとつでもみられる場合には、選手を速やかに、安全に注意しながら場外に出します。その場に医師や専門家がいない際には、ためらわずに救急車を呼びます。

- くびが痛い／押さえると痛む
- ものがだぶって見える
- 手足に力が入らない／しびれる
- 強い頭痛／痛みが増してくる
- 発作やけいれんがある
- 一瞬でも意識を失った
- 反応が悪くなってくる
- 嘔吐する
- 落ち着かず、イライラして攻撃的

注意

- 救急の原則（安全確保>意識の確認>気道／呼吸／循環の確保）に従う。
- 脊髄損傷の有無を早期に評価することはとても重要。
- 応急処置の訓練経験がない人は、（気道確保の際を除き）選手を動かさない。
- 応急処置の訓練経験がない人は、ヘルメットなどの防具を外さない。

ステップ1の症状がなければ、次のステップに進みます。

ステップ2：外から見てわかる症状

以下の様子が見られたら、脳振盪の可能性があります。

- フィールドや床の上で倒れて動かない
- 素早く立ち上がれない／動きが遅い
- 見当違いをしている／混乱している／質問に正しく答えられない
- ボーっとしてうつろな様子である
- バランスが保てない／うまく歩けない
- 動きがぎこちない／よろめく／動作が鈍い／重い
- 顔にもけがをしている

輪の際の医療ボランティアの皆さんの研修にも使われました。参考にしてください。

もう少し詳しい資料としては、日本臨床スポーツ医学会が発表した「**頭部外傷10か条の提言(第2版)**」もあります。部活動などに関わられる先生方には、ご一読いただきたい内容です。

❸ 受傷後の経過観察と段階的復帰

当初は受診不要と判断された場合でも、その後の経過観察は重要です。帰宅させる際には、その後も注意深く観察し、具合が悪くなった場合には医療機関を受診しましょう。「表1」に示したような症状が残っている間は心身の安静が勧められ、体育や部活動への参加にも配慮が必要です。これは、早期の回復を促す目的のみならず、再受傷を防ぐという意味も含みます。

ひとたび脳しんとうが疑われたら、原則としてその日の試合や練習には戻りません。症状が消失するまでは穏やかに過ごし、復帰には段階的な手順を踏みます

（表2）。各段階は24時間以上あけることとされており、原則として離脱後数日を経るまではフルに復帰することはできません。もちろん、次のステップに進んで症状が悪化した場合には、また元に戻って過ごし、時期をおいて再び次を試みます。

この「段階的復帰」が脳しんとう後の管理で最も重要な点であり、皆さんもぜひ、知っておいてください。

1. 日常生活 ―症状が悪化しない程度の活動 仕事／学校に徐々に復帰する
2. 軽い有酸素運動 ―心拍数を上げる ウォーキングや自転車エルゴメーター
3. 競技を想定した軽い練習 ―動きを加える ランニングやスケーティング
4. コンタクト（当たり）のない練習 フルコンタクトはメディカルチェックを受けた後に
5. 試合での競技
各段階は 24 時間以上あけることが望ましい

表2　脳しんとうから回復後の段階的なスポーツへの復帰

18 遷《せん》延《えん》性《せい》意識障害にはどんな治療法があるの？

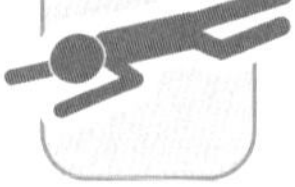

重症脳障害と遷延性意識障害の管理、治療には多くの困難を伴います。従って、遷延性意識障害の治療に関する十分に高度なエビデンス（根拠）は非常に乏しく、臨床的に有用な治療の指針、ガイドラインはまだありません。従ってここでは、これまでに得られている主な知見のポイントをまとめるとともに、遷延性意識障害の治療に関する私見を交えてご紹介します。

❶ 遷延性意識障害の治療に関するエビデンス

２０１８年、遷延性意識障害の治療に関して米国神経学会ほかによる合同診療ガイドラインが公表されました。そのポイントは次の通りです。

①最小意識状態（ＭＣＳ）と外傷による遷延性意識障害のアウトカム（転帰）は

比較的よい。

②外傷後4～16週の植物状態、無反応覚醒症候群、最小意識状態の成人例には機能回復を促進し回復期早期の障害を減ずるために（パーキンソン病治療薬の一つである）アマンタジンを投与する。

しかし2019年に欧米から報告された薬物治療と非侵襲《しんしゅう》的脳刺激に関する無作為化比較試験の結果では、いずれの薬物、脳刺激に関しても少ない症例数あるいは不均一な結果で、明らかな効果は認められませんでした。

2021年、ハーバード大学のB・L・エドロウらは、遷延性意識障害からの回復の現況をレビューしましたが、その中でアマンタジンは亜急性外傷性意識障害例を対象とした一つの無作為化比較試験で、意識の回復促進をもたらした唯一の治療であると述べています。

❷遷延性意識障害の治療のあり方

筆者らは、1990年頃から遷延性意識障害の治療について試行錯誤を重ねてきました。

パーキンソン病治療薬であるアマンタジン、ブロモクリプチン、L－ドパについても、パーキンソン病の既往が無い遷延性意識障害患者さんで錐体外路《すいたいがいろ》徴候（パーキンソン病の代表的徴候の一つ）を認める方に数週～数か月投与継続することにより意識の回復が得られた例をそれぞれ複数例経験しています。

このことより、2003年に出版したレビューでは「アマンタジンは、脳梗塞後遺症（に伴う意欲・自発性低下）に保険適応を有するが、意識レベルの改善が得られる例もある」と記載しました。この著者の経験は、近年最高峰の医学誌の一つであるBrain誌に報告された〝外傷後最小意識状態例におけるシナプス前ドーパミン欠乏〟によっても支持されるものと考えています。

しかし遷延性意識障害の患者さんであれば、どなたにでも投与してよいものではなく、次の点について十分な考慮が必要です。

①ときに有効例はあるものの、有効率は低いこと

②我が国においてアマンタジンの保険適応を有する状態であること

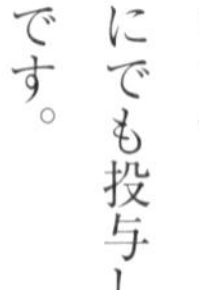

③ 錐体外路徴候が認められドーパミン欠乏が疑われること
④ まれにけいれん発作、誤嚥を生じうること

遷延性意識障害の治療にあたっては、アマンタジン以外の治療法について検討することが非常に重要です。その理由は、従来の遷延性意識障害の治療に関する数少ない検討の対象は、疾患を問わず非特異的に意識を改善させる治療のみであったためです。言いかえれば個々の患者さんの状態、病態に適した特異的な治療を見出すことが重要であり、そのためには意識を障害している原因、病態を的確な鑑別診断によって明らかにすることこそが重要なのです。

その最たる例は、前述(103頁参照)の非けいれん性てんかん重積状態(NCSE)による遷延性意識障害か否かを明らかにすることであり、そのためには持続脳波モニタリングが欠かせません。また覚醒度を下げうる薬剤の漸減・中止、集中的リハビリテーションなども検討の対象になります。

筆者は、米国医学界重点プロジェクト「昏睡治療キャンペーン」に我が国を代表してワーキンググループメンバーとして急性期および遷延性意識障害の治療研

究に参加しています。非常に多くおられる意識障害患者さんのために、一刻も早く優れた治療をお届けできるように努力を継続しています。

19 意識障害の方でもリハビリテーションするの？

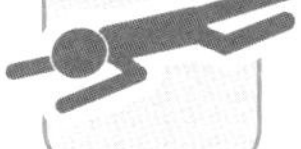

意識障害患者に対するリハビリテーションは、２０１８年に米国リハビリテーション学会で発表された治療ガイドラインでも推奨されています（推奨度Ｂ：行うよう推奨する）。また、意識障害は数か月から数年で症状が改善していく患者もいるため、一時点での評価では改善の兆しを見逃しやすく、頻回な評価の必要性についても言及されています（推奨度Ｂ）。

❶意識障害の方もできる限り「座る」、「立つ」リハビリテーションをします

意識障害患者は、臥床《がしょう》（ベッド上で寝ること）が多いですが、脳損傷の患者において臥位《がい》の状態を座位にするだけで意識状態が一部改善した報告があり、姿勢が

覚醒に与える影響は無視できません。長期の寝たきりで精神活動性が低下するともいわれています。立位姿勢を取ることによる意識障害改善のメカニズムとしては、意識や自発性に関わる脳内モノアミン系の神経核を刺激する、抗重力筋が作用する姿勢でセロトニンを増加するという機序などがあります。

また、詳細は割愛しますが、臥床により筋萎縮・筋力低下や関節拘縮《こうしゅく》、深部静脈血栓症（いわゆるエコノミークラス症候群）、褥瘡《じょくそう》などの不動および廃用症候群を合併するので、その予防・治療のためにも、座る、立つなどの身体を動かすことは重要です。もちろん、これは理学療法士などによるリハビリテーション中だけでなく、看護師による病棟生活での介入も、あるいは施設入所中の介護士、自宅生活中の家族による運動もできるに越したことはありません。すべてが〝リハビリテーション〟です。

❷どのように意識障害の方を起こすのか

しかし、指示理解が困難であり、筋力低下、関節変形がある状態では、歩行はもちろん、立位保持ですら実施できないことが多いです。そのような状態でも、斜面台に乗せ立位保持の練習をすることが意識改善に有用であったという報告があります。起立性低血圧に注意が必要ですが、血圧、脈拍測定を頻回に行い、低血圧や頻脈が生じた場合にすぐ臥床させれば問題ありません。同練習を繰り返していくと、多くの場合起立性低血圧は生じなくなります。

さらに、より強い刺激を目的に、両下肢装具、股継手《こつぎて》、体幹装具、頸椎カラーを作製し、歩行練習を行うこともあります（動画1）。頸椎保持機能に応じて、頸椎カラーは割愛したり、足関節可動域に応じて、足底にヒールを追加することもできます。

❸ 意識障害の方でも食べるリハビリテーションをします

刺激は身体運動だけでなく、五感の刺激も考慮します。味覚、嗅覚刺激となる摂食嚥下《えんげ》（食べる、飲む）のリハビリテーションも行われま

動画1　意識障害患者の両下肢装具、股継手、体幹装具、頸椎カラーを用いた歩行練習
（患者家族から掲載許可を取得済み）

す。

入院した7名の頭部外傷による意識障害患者の経過を調査した報告によると、意識、摂食嚥下機能、認知、精神機能の中で、摂食嚥下機能が最も改善しやすく、7名全例において一定の改善を認めました。さらに、ある報告でも食事は高齢者にとって「最も楽しいこと」の第1位であり、覚醒を向上させる刺激になりえます。

一方、食事はその失敗が誤嚥（食べ物が気管に入ること）とそれによる肺炎（誤嚥性肺炎）、窒息などを招きえます。ここで注意したいのは、誤嚥は誤嚥性肺炎の要素ですが、あくまでも〝一要素〟ということで、誤嚥した物質が起炎性を含み、宿主の抵抗力が低下している場合にのみ肺炎にいたるとされています。逆にいうと、抵抗力が低下し口腔内が不衛生であれば、何も食べていなくても、唾液の誤嚥によって肺炎を起こします。

さらに、誤嚥をせずとも（喉頭気管分離術などを行わないとありえませんが）、長期臥床によって肺組織が圧迫され、肺組織内の分泌液が増加し、そこに菌が繁殖し肺炎(沈下性肺炎)を起こします。そのため、唾液誤嚥量を減らし、誤嚥性肺炎のリスクを軽減するためにも摂食嚥下のリハビリテーションは重要です。

❹ 意識障害の方でも気管カニューレを離脱できる場合はあります

気管切開、気管カニューレは気道確保という点からは優れており、唾液を誤嚥するような重度嚥下障害の方には痰による窒息などのリスクを軽減するために、痰の吸引に有利であるという理由でしばしば気管カニューレは留置されています。しかし、気管切開、気管カニューレは嚥下機能という点からは不利です。たとえば、人は飲み込む際、喉仏が挙上しますが、喉仏は喉頭の一部であり、喉頭は気管の入り口に位置します。嚥下の際、この喉頭が挙上することで、誤嚥せずに嚥下しやすくなります。気管カニューレはこの喉頭挙上を制限する、すなわち正常な嚥下を妨げると考えられています。

そのため、呼吸が安定していると判断されれば、気管カニューレの抜去《ばっきょ》も考慮します。気管カニューレ留置をしている患者さんにおいては、唾液誤嚥量、吸引回数とその量、咳嗽《がいそう》力などを考慮しながら、スピーチバルブの使用、カフの脱気、キャップの使用などカニューレの設定を段階的に変更し最終的に離脱を目指します（図1）。自転車運転において、転倒回数などを指標に徐々に補助輪を外すようなもので、立位、歩行などすべてのリハビリテーションはこのように患者さんの状態を見極めながら徐々に難易度を上げ、患者さん自身の運動学習によって目標スキルを獲得できるように進めていきます。

❺ 意識障害の方でも飲み込む、咳をする、口から呼吸する機能は改善することがあります

唾液誤嚥がある患者さんの中にも、ある程度の口腔内衛生、咳嗽力、抵抗力が保たれれば、気管切開、気管カニューレがなくても、誤嚥性肺炎や窒息を起こさないのは③に記した通りです。そして、自ら食べることができない意識障害の方でも、口に入ってきた水などを反射的に飲むというリハビリテーションを繰り返すことで、唾液を飲む回数が増えその精度も向上し、結果的に唾液誤嚥量が減少

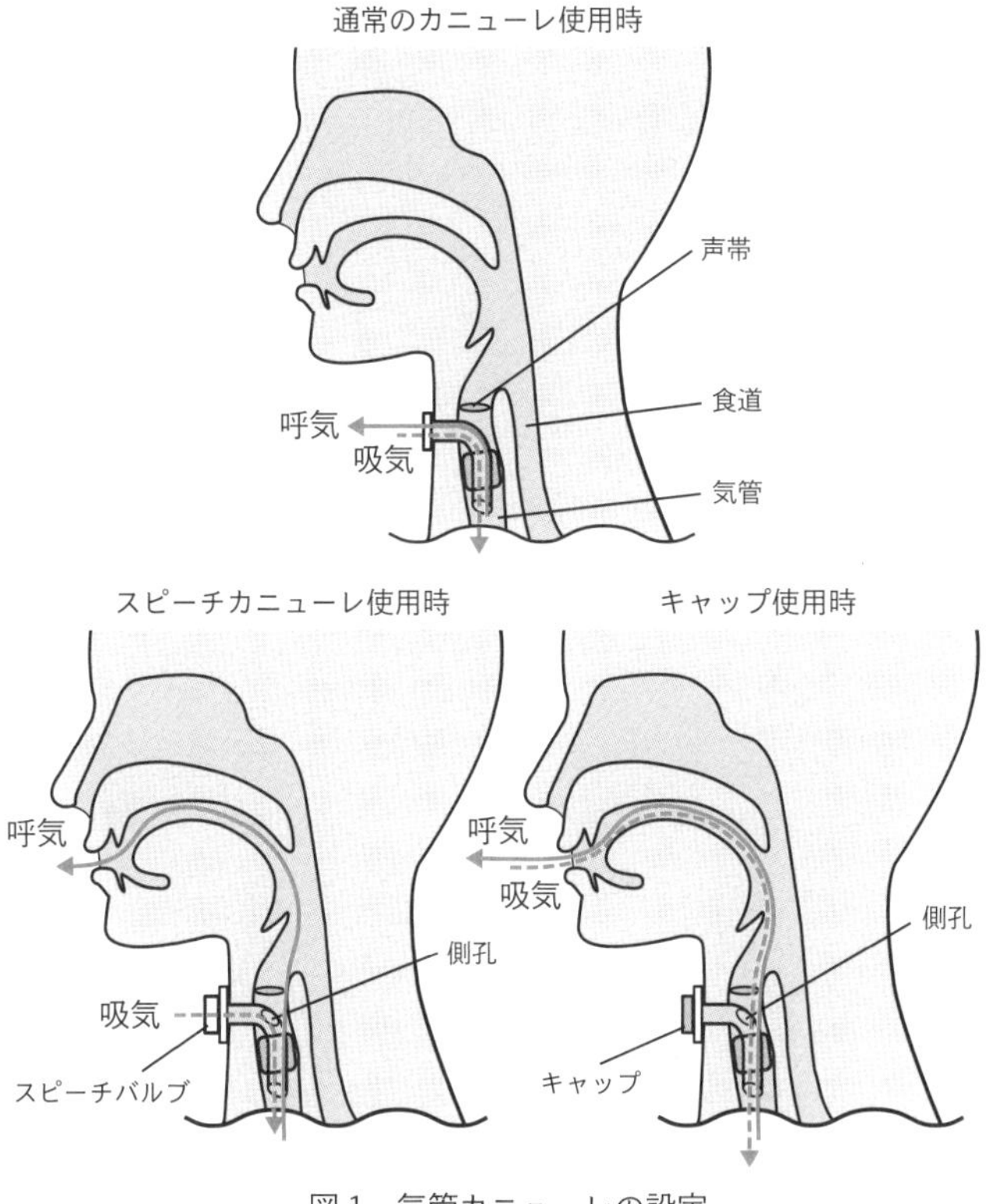

図１　気管カニューレの設定

●スピーチバルブ(一方弁)
　気管カニューレの体表側先端につけることで、呼気が声帯を通り発声できる
●カフ
　カニューレの体内奥側にある風船で気管とカニューレの隙間を埋める。唾液や誤嚥物の肺への流入を堰き止め、側にあるチューブから体外に出すことが可能となる
●キャップ(閉鎖弁)
　気管カニューレの体表側先端につけることで通常の呼吸と同じく、吸気・呼気ともに声帯を通る

することができます。自ら咳払いをすることができない方でも、誤嚥や吸引の刺激などによってむせることを繰り返すうちに、咳反射の感覚が改善し咳嗽する力も向上することがあります。最初は口から呼吸することがまったくできなかったり、すぐ疲れてしまい数分しか耐えられない人も、気管カニューレ先端をキャップで閉鎖し口から呼吸する練習を継続するうちに再度口から呼吸することに慣れ24時間維持できるようになる人もいます。意識障害患者にリハビリテーションを行いながら意識状態を繰り返し評価する重要性は冒頭に述べましたが、摂食嚥下、咳嗽、呼吸機能についてもリハビリテーションをしながら定期的に評価することが重要であると考えます。

❻意識障害の方でも話すリハビリテーションを行います

気管切開、気管カニューレ留置によるもう一つの問題点は話せないことです。そして、それが意識状態にも影響します。実際に気管カニューレが離脱できた意識障害患者の方が離脱できなかった患者より意識状態が改善していたという報告もあります。この場合、意識が改善したから離脱できたということもあり、気管カニューレの離脱は意識改善の原因にも結果にもなりえます。いずれにせよ、発声や発語ができる設定にしないことには発声や発語ができるようになるかは分かりません。実際、最初はまったく発声しなかった人もその多くは発声や一部の発語をするようになりますし、最終的に意識障害の評価において〝意識障害を脱した状態〟と評価された人もいます。意識改善の可能性を少しでも上げるためにも、気管カニューレは可能なら離脱を目指し、離脱が無理でも発声が可能な設定に変更することは、家族のためにもとても重要だと考えます（動画2）。

この気管カニューレ設定は「0か24時間か」という2択に迫られることはなく、言語聴覚士による練習時間や家族の面会時などの、たった1分からでも構いません。いわゆる〝ス

動画2　発症11か月の非外傷性低酸素脳症患者
発症3か月目無反応覚醒症候群*の状態で気管カニューレを抜去し、その後回復期リハビリテーション病院に発症11か月目まで誤嚥性肺炎はなし。発症後初の啼泣《ていきゅう》。
（奈良東病院より提供。患者家族から掲載許可を取得済み）

*無反応覚醒症候群：覚醒しているが、外界に順応した反応（認知、アウェアネス awareness）がなく、植物状態とおよそ同義の状態。

ピーチカニューレ〟と呼ばれる、発声可能な設定への変更ができるカニューレを選択することが望ましいです。スピーチカニューレにもよりますが、誤嚥した唾液をカフで堰《せ》き止めそれをカフ上チューブで吸引するといった防御機構は担保されているので（カフがすべての誤嚥物を堰き止める訳ではありませんが）、誤嚥性肺炎のリスクはそれほど上昇しません。そして、何もしなければ時間の経過とともに肺炎のリスクは上がる一方であり、④、⑤の通りリハビリテーションによって誤嚥性肺炎のリスクをむしろ低下させることもありえます。

このように、座る、立つ、歩く、食べる、飲む、話す、や本項で取り上げられなかったさまざまなリハビリテーション治療、そのほかの治療を意識障害の方にも行います。

※すべての意識障害の方において意識や摂食嚥下機能などが改善することを主張するものではありません。

20 意識が回復しない方への機能的電気刺激療法とは？

病気や外傷による重症脳障害は、さまざまな治療を行ってもすべての方が回復するわけではありません。重い意識障害のまま3か月間経過すると遷延性《せんえんせい》意識障害と診断されます。この時期には自然に回復する可能性は非常に低くなります。

そこで、少しでも望みはないかと思い、私たちは脊髄後索《せきずいこうさく》電気刺激療法（DCS）を行ってきました。一般では脊髄電気刺激は、痛みの治療などに使われていてSCSと呼ばれています。あえてそれらと区別するためにDCSと呼んでいます。

❶ 脊髄後索電気刺激療法（DCS）とは？

どのようなものかといいますと、まず頸部で脊髄の硬膜外に電極を埋め込みます（図1）。そして弱い電流で硬膜外を刺激します。その刺激は、硬膜から脊髄背面に伝わります。脊髄背面には全身からの感覚を脳に伝える神経線維が通っています。それらを通って、延髄、脳幹に伝わっていきます。脳幹には脳幹網様体《もうようたい》賦《ふ》活系《かっけい》といってヒトの意識をつかさどる部位があります。電気刺激によって脳幹網様体賦活系が刺激されて「覚醒」を呼び起こそうとします。そして脳幹網様体賦活系からの信号は、左右の視床を中継した後で大脳に伝わっていくのです。しっかりと目が覚めた状態を作ることがＤＣＳなのです。このようにしっかり目が覚めた状態を作ったうえで、見たり聞いたりするよ

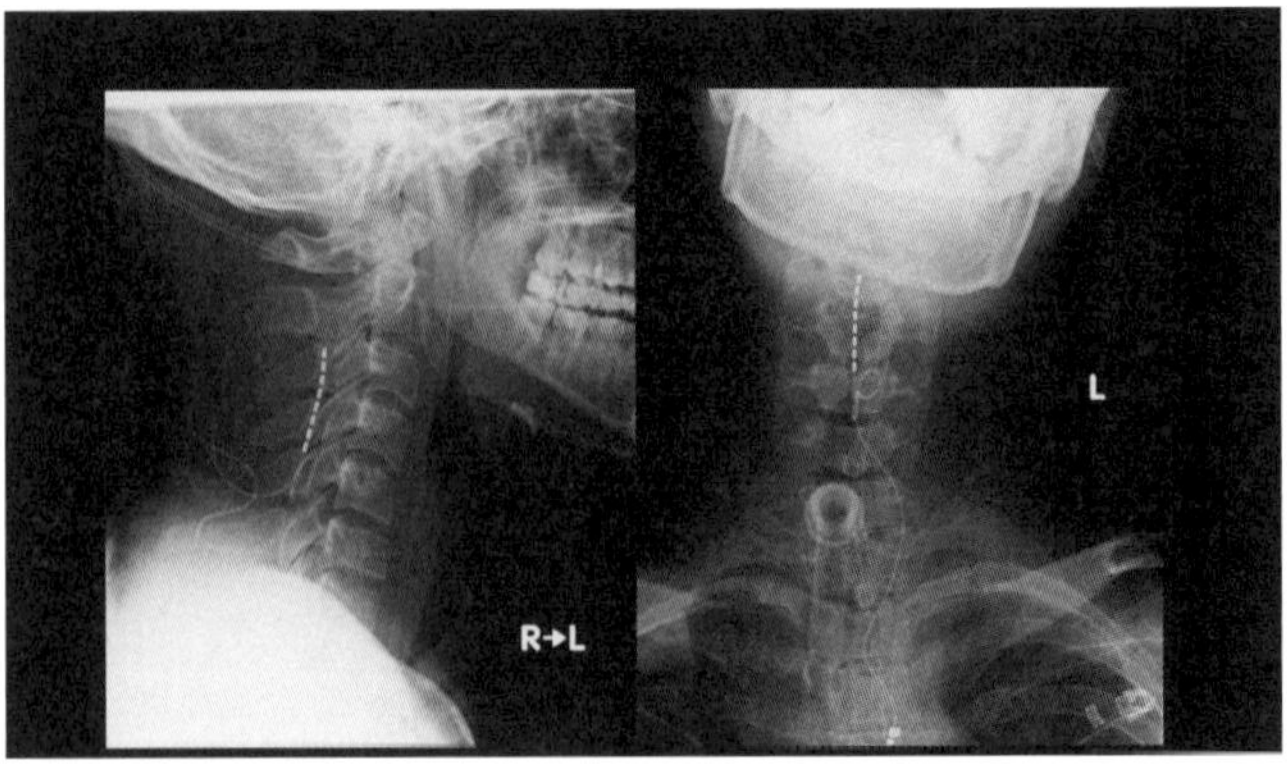

図１　DCS が挿入された X 線写真

頸髄《けいずい》硬膜外に電極が挿入されている

うな五感に訴えた刺激やリハビリテーションを行うことで、これらの効果を増幅して意識障害の治療に役立てていこうというものなのです。ですから、ただ電気刺激をするだけで遷延性意識障害を治すものではないのです。

❷どのような方に、脊髄後索電気刺激療法（ＤＣＳ）は適応するのでしょうか？

次に遷延性意識障害のどのような方に、脊髄後索電気刺激療法は適応するのでしょうか。私たちは、現在までに３００例以上の手術経験があります。それらの中からお話をしていきたいと思います。まず、全身麻酔の短い手術に耐えられる全身状態でなければならないことはいうまでもありませんが、最も大切なことは脳のダメージの程度です。当然ながらダメージが少ないほどよいのですが、遷延性意識障害の方のほとんどは重いダメージを受けています。そこで私たちはある三つの基準を設けました。

一つは、脳全体に強い萎縮などのダメージがおよんでいないこと。もう一つは、脳幹や視床に大きなダメージがないこと。そして、大脳で脳血流検査値が正常の50％以上は保てていることです。病気やけがなど、さまざまな原因で遷延性意識障害になるのですが、頭部外傷の方は脳幹にダメージを認めることが多く、脳卒中を繰り返した方は視床、低酸素脳症の方は大脳全体の萎縮が強くなるというようにある程度、傾向があります。そして、ＣＴやＭＲＩでダメージの大きさは推測できます。しかし、機能に関しては、脳波、脳血流シンチグラム（ＳＰＥＣＴ）、ＰＥＴなどで推測することが必要です。

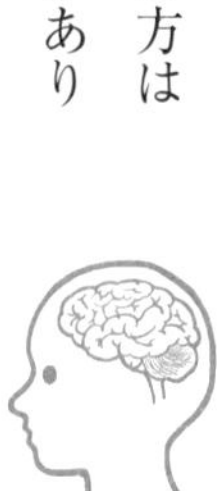

　では、手術の時期はどうでしょうか。この治療を始めたときは、早ければ早いほどよいとされていましたが、その後の調査で、遷延性意識障害での早期では、全身状態の安定化、症候性てんかんの治療、リハビリテーション、脳循環代謝賦活薬の内服などの治療を先行させてから、手術を検討しても遅くはないことが分かりました。現在では、手術を受けられる方の多くは、遷延性意識障害になられてから1年から2年経過している場合がほとんどです。

ところで肝心の治療の効果はどうなのでしょうか。私たちは、その効果を意思疎通が可能になったもの（遷延性意識障害からの離脱）と喜怒哀楽を示すもの（豊かな感情表現）の二つに分けました。すると原因疾患で結果が大きく分かれることが分かりました。

頭部外傷の方は治療効果が最も高く、遷延性意識障害からの離脱が24％、豊かな感情表現描出が50％と、手術例の約75％に好ましい変化が見られたことに対して、低酸素脳症の方は、遷延性意識障害からの離脱が７％、豊かな感情表現描出が35％とその治療成績は悪いと言わざるをえませんでした（２００１年から２０２０年までの調査）。

表情に乏しく感情を読み取りにくいことが多い遷延性意識障害の方が、感情を表情に表してくれるようになることは一臨床医にとっても大変うれしいことです。そして、ご家族の喜びも大きいと思います。

しかし、医学はあくまで科学なので、ＤＣＳの手術目的は遷延性意識障害からの離脱を目的にしていると定義しています。ですからご家族の方々の満足度は反映されていないのです。私たちが有効と評価してもご満足いただけないこと、無効と判定してもご満足されていることもあると思います。だからこそ手術を検討する段階から、手術によって期待できる効果と、手術や移動のリスク、高額な費用についてよく話し合う必要があると思います。

❸ 脊髄後索電気刺激療法（ＤＣＳ）の今後の展望

機能的電気刺激、主に脊髄後索電気刺激（ＤＣＳ）の今後の展望ですが、再生医療との協調が期待されます。遷延性意識障害の治療はさまざまな治療を組み合わせた集学的治療であり、ＤＣＳはその一翼を担うもので、それ単独では効果を発揮しないと私たちは発信してきました。それは再生医療においても同じで、再生したのちに機能を取り戻す「きっかけ」が必要なのです。その一つにＤＣＳは可能性があると考えています。

21 意識が回復しない方へのニューロモジュレーション治療とは？

❶ 意識が回復しない状態である遷《せん》延《えん》性《せい》意識障害

人が長期間にわたって意識を失っている状態を「遷延性意識障害」といいます。これは交通事故やスポーツでのけが、脳卒中、心臓発作などにより、脳が損傷したり、脳が酸素不足になることから起こります。最近の医学の進歩により、これらの病気で亡くなる人は減っていますが、中には命が助かったとしても意識が戻らない人もいます。この「遷延性意識障害」の程度には幅があり、まったく外からの刺激に反応しない状態から、多少なりとも外からの刺激に反応する状態などさまざまな状態が含まれます。一般的に少しでも反応のある方が、時間とともに意識障害の程度が軽くなる可能性が高いといわれています。

❷ 脳の働きの源は電気活動

脳は、神経細胞という情報を電気信号として伝える細胞、それをサポートする細胞、そして栄養を運ぶ血管から成り立っています。脳の機能を理解するうえで、神経細胞は重要です。手足の運動を例に出しますと、前頭葉の運動野《や》という部分から神経細胞の線維が出て、脊髄に到達します。脊髄で「シナプス」と呼ばれる接点を通じて別の神経細胞に情報を伝達します。バトンタッチされた情報は筋肉へと伝わります。神経の機能は、比較的シンプルな神経細胞と機能の関係だと理解しやすいと思います。しかし、意識という脳の機能は、どうでしょうか？ これを簡単に言い表すことは難しいです。

神経細胞は、シナプスを介して周りの、もしくは離れた神経細胞とともにネットワークを形成し、情報を伝達しています。通常、神経細胞は内側がマイナス、外側がプラスの電位を保っていますが、情報が伝わるとこのバランスに変化が生じて、次の神経細胞へと情報が伝わります。このように脳は常に電気的な活動を行っており、脳の働きには

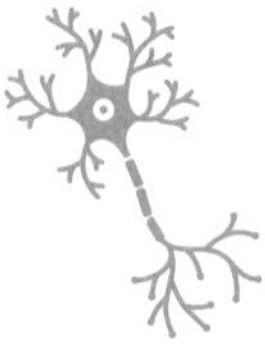

多くのエネルギーが必要です。脳へのエネルギーが途絶えてしまう、つまり、脳に栄養や酸素を運んでいる血管が詰まってしまう脳梗塞や、脳出血や外傷により神経細胞のネットワークが切れてしまうと、脳の機能はうまく働かなくなってしまいます。意識を維持するには、この脳内のネットワークが非常に重要と考えられています。

❸現在、神経疾患で行われている電気刺激を使った治療

脳機能の源は電気活動ですので、外から電気で刺激すると、脳のネットワークに影響がありそうなことは想像できます。実際に、脳を電気で刺激するとその活動が変わることが知られています。しかし、通常は頭蓋骨が邪魔をして、脳に直接電気を流すのは難しいとされていました。ただ、ちょっとした静電気などで脳に影響が出てしまっても困るので、これは理にかなった構造なのかもしれません。

脳神経外科の治療の中に、特定の脳の部分に電気を流すことで、神経の働きを調節して病気を治療する「**ニューロモジュレーション**」という治療法があります。

現在、この治療法はパーキンソン病や不随意運動症、痛みやてんかんなどの治療のために用いられています。たとえば、その一つである脳深部刺激療法は、脳の特定の場所に電極を埋め込み、微弱な電流を流して手の震えや筋肉の動きが硬直するなどの症状を和らげることができます。しかし、この方法は、頭蓋骨に穴を開け電極を脳の中に挿入する手術が必要となります。

❹意識が回復しない方に対する電気刺激による治療

意識がなかなか戻らない人に対する治療として、手術をしなくても行える電気刺激や、手術が必要な刺激方法が研究されています。とくに、**経《けい》頭《ず》蓋《がい》直流刺激**という方法では、頭の皮膚の上に電極を置いて、脳の表面に電気を帯電させることで、意識障害の改善の助けとなる可能性があることが報告されています。刺激によって、情報を伝える神経細胞がより活発に働くようになると考えられています。これらの報告は、意識障害の治療に新しい道を開くかもしれませんが、意識障害の原因や重症度によっても結果が異なっており、まだ確実な方法とはいえません。

ニューロモジュレーションは、意識障害の治療にも応用できる可能性がありますが、この分野はまだ発展途上であり、意識障害を治すための確かな治療法を見つけるためには、これからも研究を続ける必要があります。

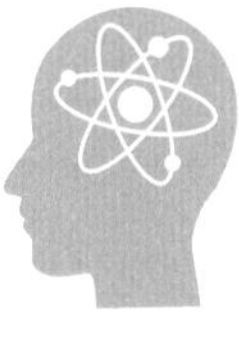

22 意識障害に音楽が効くって本当？

❶ 音楽の持つ力

いわゆる人間の五感と呼ばれる感覚には、視覚、聴覚、嗅覚、味覚、触覚があります。この中で情動（感情）に深く関わるのは、聴覚、嗅覚、味覚だといわれています。とくに聴覚は、音楽の構成要素であるメロディー、音色、ハーモニーに加えて、音楽にまつわる背景や個人の思い出がいろいろな情動をもたらすことがあります。とくに、感嘆、懐かしさなどの感情を動かす力は、五感の中では聴覚が最も強いとされています。

また、リズムやテンポ、音高、強弱など音の持つ物理的特性は、脳を含む神経系やホルモン、免疫系に直接働き、影響を与えることが分かっています。中でも、緊張、強度という要素は意識の覚醒状態に変化をもたらします。

❷ 音楽療法の役割

こういった音楽の持つ力を利用した治療法に音楽療法があります。意識障害にも有効なものがありますが、エビデンスレベルが高くない、反応に個人差が大きい、音楽療法を行う国家資格がない、費用がかかるなどの理由でまだ一般的ではありません。音楽療法にも危険性や副作用があるため注意は必要ですが、気軽にできるという点ではもっと広まってよい治療法です。

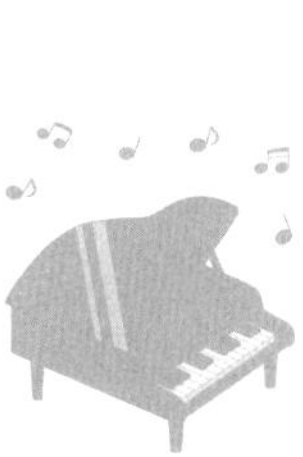

とくに、意識障害の場合、意識が悪化しても最後まで聴覚は残存することが分かっており、その点でも音楽療法は有効と考えられています。

代表的な音楽療法をご紹介します。

❸ 音楽心理療法

音、音楽を媒体として行う心理療法の一つです。意識障害の患者さんには医療関係者からの呼びかけには反応がみられないのに、家族や親戚、古い友人の問いかけには反応することが少なくありません。声かけは音楽ではありませんが、感情的な音刺激であり、これと同じように患者さんの好みの曲や個人のエピソード記憶に訴える曲には、患者さんの反応を引き出す力があります。あるいは、好みの音楽ではなくても、ときには不快な音楽であったほうが意識が活性化されることもあります。

そして、ただ単に受動的に音楽を聴くだけでなく、患者さんの発する音、声、身体の動き、心電図のモニター音など、すべてを音楽表現ととらえる考え方もあります。これを元に治療者が即興的に患者さんと音楽を創り出してコミュニケーションを図り、意識障害にアプローチする方法です。これは創造的音楽療法と呼ばれます。

❹音楽運動療法

音楽と運動を組み合わせた一つの感情統合療法です。音楽の持つ物理的特性を主に利用し、音楽に加えて運動や浮遊感による視覚、平衡感覚刺激で意識の活性化を図るものです。

　生演奏とトランポリンを用いるのが、基本的な実施方法です（図1）。患者さんを支えて重力に抗した姿勢を取ってもらい、トランポリンによる上下運動刺激を行います。そしてトランポリンのバウンドのリズムや強弱に合わせて患者さんの状況をみながら楽器の生演奏をします。患者さんの動きや状態に応じて音楽を合わせるため、生演奏が推奨されています。治療の場が患者さんと治療者の共有空間となり、楽しく快感が得られるように行います。そしてこういった体験で新しい好奇心・達成感が生まれ、自身およ

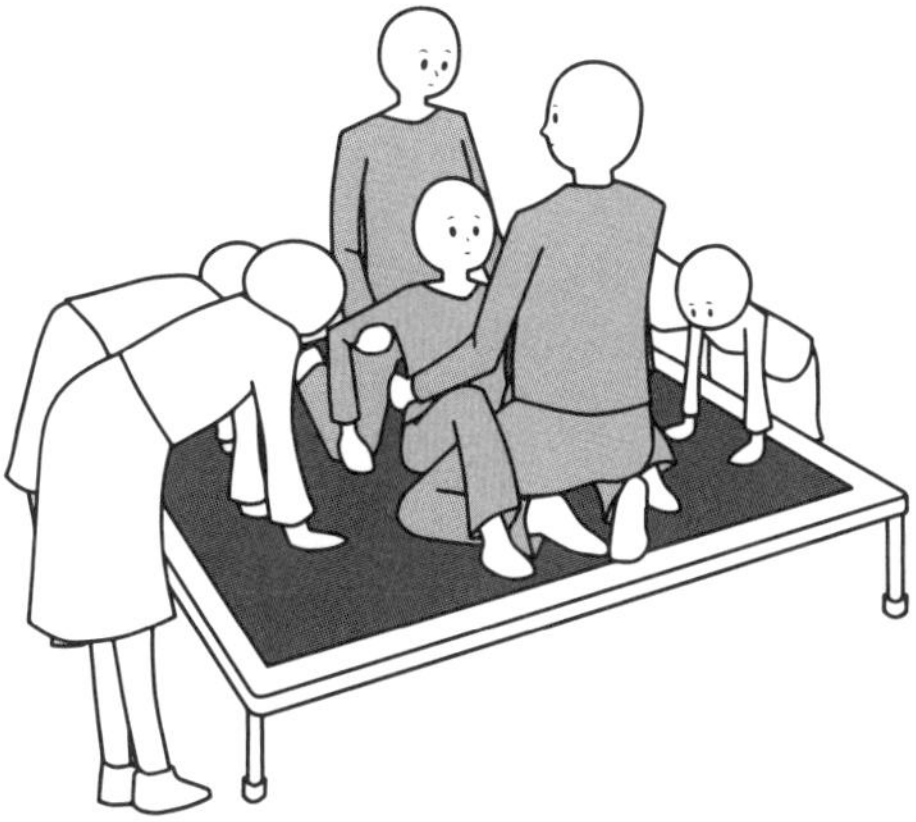

図1　音楽運動療法：トランポリンによる上下運動刺激

び周囲への関心が出てくるようになると、外界への意思や意欲が表出されてくることが期待できます。

日本では野田燎先生が遷延性意識障害の患者さんに精力的に実践されてきた治療法です。

❺ 終わりに

音楽療法には実に多くの種類があります。一般的に精神疾患に対してのエビデンスは高いのですが、意識障害についてはまだまだ経験の積み重ねが必要です。

23 遷《せん》延《えん》性《せい》意識障害の福祉制度とは?

❶福祉制度利用の前提は?

遷延性意識障害に限らず医療、介護、生活を支援する公的制度の利用には、健康保険、介護保険、年金保険の加入が前提です。健康保険は出生時から、介護保険は40歳から、年金保険は20歳から加入し保険料を払います。継続した加入が医療や介護の必要時、年金給付の必要時にスムーズな申請と給付につながります。居住地や勤務先の変更、退職などに伴う各保険加入の継続を確実に行ってください。

遷延性意識障害もほかの疾患やけがと同じ福祉制度が利用できます。ここでは医療費の負担を軽くする制度、生活費を確保する制度、生活を支援する制度を分かりやすくお伝えしていきます。なお遷延性意識障害の原因が業務上の事故(労働災害）や自動車事故による場合は、それぞれ独自の公的制度があります（表1）。さらにいずれの加入がなくても、国民を守る国の義務として生活保護制度が最後のセーフティネットとして機能しています。

❷ 医療費の負担を軽くするのは、高額療養費と限度額適用認定証です

意識を失った時点では終末期などを除き、原則救命が最優先されます。救急医療、高度先進医療が大量に投入され莫大な医療費がかかります。その医療費の負担軽減には、健康保険の**高額療養費**があります。医療機関にいったん支払いをした後、本人の

利用目的	医療費の負担を軽くする	生活費を確保する	生活を支援する
福祉制度	健康保険 1）高額療養費制度 2）限度額適用認定証 マイナ保険証 労働災害保険（労災保険） 自動車損害賠償責任保険（自賠責保険） 生活保護	傷病手当金 傷害年金 労災年金 生活保護	介護保険サービス 障害福祉サービス
キーパーソン	入院先の医療ソーシャルワーカー・退院支援看護師、ケアマネジャー、計画相談支援員、患者会など		

表１　遷延性意識障害者が利用できる福祉制度

所得と年齢に応じた限度額を超えた分が健康保険から払い戻されます。加入している健康保険から**限度額適用認定証**を取得し、医療機関の窓口に提示すると限度額のみの支払いとなります。

意識を失った状態が長引くと数か月の入院が必要となる可能性があり、医療費負担を減ずるために限度額適用認定証の取得、あるいはマイナ保険証の利用は必須と考えます。そして限度額を超えた月が直近12カ月以内に3回以上あると、4回目から多数該当になり、さらに減額された定額の支払いとなります。これらが高額な医療費の負担を軽減する健康保険の制度です。

❸ 生活費の確保には、傷病手当金、障害年金があります

遷延性意識障害となった方の社会復帰には、かなりの時間を要すると考えられます。この間は仕事ができず収入が途絶えて生活費の確保が課題となります。健康保険には**傷病手当金**があり、連続して3日仕事を休むと4日目から最長1年6か月、基本給の3分の2が支給(保障)されます。国民健康保険にはこの制度はあ

りません。

発症から1年6か月が経過しても意識が戻らず同じ状態が続いている場合には、**障害年金**の申請を開始してください。障害年金も稼働年齢（20歳〜60歳）の方が、病気やけがなどで働けなくなったときの所得保障制度です。障害が固定した状態での日常生活動作の状況、稼働能力などにより年金等級が決まります。国民年金は1級〜2級、厚生年金は1級〜3級に該当すると支給されます。

❹療養生活を支えるのは、介護保険サービスと障害者福祉サービスです

意識を失った状態のままでも急性期治療の区切りがみえてくると、この先どこでどのように生活するかを考え、移行準備を始めなければなりません。多くはリハビリテーション病院に転院しますが、最終的な療養環境を視野に入れて長期療養できる病院、自宅、施設などを検討します。療養環境の選択には、介護をになう家族の希望や状況も重要な要因です。

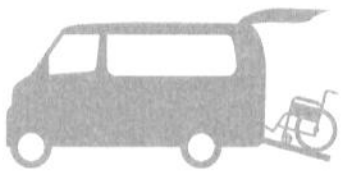

本人の状態に合わせた医療管理、介護方法などを決めて、それをになう機器やマンパワーを整備します。その整備に、**介護保険サービス**や**障害福祉サービス**を利用します。たとえば、訪問看護や入浴サービス、デイケアやショートステイ、介護ベッドや車いすなどです。

介護保険サービスが受けられるのは、介護保険に加入している65歳以上で介護が必要と認定された方、および健康保険に加入している40歳～64歳で介護保険法の特定疾病に罹患《りかん》して介護が必要と認定された方です。40歳未満の方は、**障害者手帳（身体、精神、療育）**を取得し障害者総合支援法による障害福祉サービスを利用します。

❺ 身体障害者手帳をご存じですか？

傷病やけがにより身体機能障害が固定すると身体障害者手帳の申請が可能となります。

遷延性意識障害者には医療やリハビリの継続と療養生活の支援が欠かせませ

ん。介護保険サービスの対象外の方、対象であっても介護量が多い方、介護保険サービスにはない障害福祉サービスの利用を検討したい方は手帳の取得が必要と考えます。

なお、遷延性意識障害の原因が業務上または通勤途上にあれば、**労働災害保険**（**労災保険**）が、自動車事故であれば**自動車損害賠償責任保険**（**自賠責保険**）が適用され、医療費、生活費の保障などがあります。労働災害は労働基準監督署、自動車事故被害はＮＡＳＶＡ（独立行政法人自動車事故対策機構）が相談先です。

❻ 制度利用のキーパーソン

福祉制度の利用には、制度を熟知したうえで、本人の状態や家族の状況を把握し気持ちや意向を尊重して一緒に考えてくれるキーパーソンが必要です。入院中は入院先の**医療ソーシャルワーカー**や**退院支援看護師**、療養生活の検討段階に入ったら介護保険の**ケアマネジャー**や**計画相談支援員**が適切です。

コラム

遷延性《せんえんせい》意識障害から回復された患者さん

遷延性意識障害から意識清明に回復することは非常に少なく、最初から諦められて積極的な治療が行われないことも多いのが現状です。たとえ積極的な治療の努力を行ってもよい結果が得られることは少ないですが、ここでは筆者が治療を担当し、遷延性意識障害から幸い回復された患者さんの中から代表的な数例をご紹介します。

1　28歳女性

単純ヘルペスウイルスによる最重症脳幹脳炎により深昏睡が3か月間持続。この間、呼吸が停止しICU(集中治療室)で人工呼吸器管理、抗ウイルス薬を含む全身管理を継続した結果、数か月をかけて徐々に意識は回復され、最終的に後遺症なく独歩可能に回復。

2　75歳男性

サイトメガロウイルスによる重症脳炎により深昏睡が2か月持続。新たに主治医になった筆者によりサイトメガロウイルス感染症が疑われ、抗サイトメガロウイルス薬投与を開始した結果、数週間をかけて意識は回復され、最終的に後遺症なく独歩可能に回復。

3　16歳女性

急性白血病に対する骨髄移植後にEBウイルスまたはサイトメガロウイルスによる最重症脳炎、移植片対宿主病を合併され深昏睡が約18か月間持続。この間、呼吸が停止しICU（集中治療室）などで数か月間、人工呼吸器管理、抗ウイルス薬を含む全身管理を継続。新たに主治医になった筆者により非けいれん性てんかん重積状態（NCSE）、鎮静薬相対的過剰を疑われ、抗てんかん薬投与開始、鎮静薬減量中止が行われた結果、数か月をかけて意識は回復され、高校生活に復帰。

☆全国遷延性《せんえんせい》意識障害者・家族の会　連絡先

◇**代表：桑山 雄次**　〒576-0034　大阪府交野市天野が原町 2-25-6
TEL/FAX：072-893-3704　メールアドレス：kuwayu@gold.ocn.ne.jp

☆家族会連絡先

◆**北海道遷延性意識障害者・家族の会「北極星」**　能勢 雅美
〒003-0834　札幌市白石区北郷 4 条 1 丁目 3-15　TEL：090-1303-2674

◆**宮城県「ゆずり葉の会」**　樋渡 晃
〒982-0252 仙台市太白区茂庭台 5-2-6　TEL/FAX：022-281-3969

◆**栃木県遷延性意識障害者・家族の会「らいめい」**　八神 春雄
〒320-0011　宇都宮市富士見が丘 1-7-2　TEL/FAX：028-650-5320

◆**脳損傷による遷延性意識障がい者と家族の会「わかば」**　荻田 恵理
〒203-0053　東京都東久留米市本町 2-2-12-406
TEL：070-6553-4457　メールアドレス：wakabakazoku@gmail.com

◆**静岡県遷延性意識障害者家族会**　福田 寿之
〒422-8064　静岡市駿河区新川 1 丁目 14-26-12
TEL：080-5020-0188　メールアドレス：pvs.shizuoka@gmail.com

◆**東海地区遷延性意識障害者と家族の会「ひまわり」**　外山 敏和
メールアドレス：pvs.himawari@gmail.com

◆**北陸ブロック遷延性意識障害者・家族の会「ぬくもりの会」**　中島 依子
〒933-0857　富山県高岡市木津 648-4　TEL/FAX：0766-21-9807

◆**頭部外傷や病気による後遺症を持つ「若者と家族の会」**　川上 浩史
〒576-0034　大阪府交野市天野が原町 2-25-6　桑山 雄次 宅
TEL/FAX：072-893-3704

◆**遷延性意識障害者・家族の会　九州「つくし」**　谷口 正春
〒880-0944　宮崎県宮崎市江南 2-26-2　TEL：080-8562-0171

☆電話相談

能勢〔北海道〕090-1303-2674
沼田〔東　北〕090-2795-0400
八神〔栃木県〕028-650-5320
荻田〔関東甲信越〕070-6553-4457
福田〔静岡県〕080-5020-0188
外山〔東　海〕080-4217-1861
中島〔北　陸〕0766-21-9807
桑山〔大阪・中国・四国〕072-893-3704
奥村〔京都・関西〕075-462-4883
谷口〔九州〕080-8562-0171

【参考文献】

（各項目の数字は Q&A 番号）

2　意識はどんな原因で傷害されるの？

Angel MJ, Young GB. Metabolic encephalopathies. Neurol Clin 29：837-82, 2011

若林雅浩：病歴聴取のコツ．レジデントノート別冊　救急・ER ノート 5 まずい！から始める意識障害の初期診療，p47-47，羊土社，2012

4　意識と呼吸の仕方は関係があるの？

Kim Y, et al：Factors Associated with Cheyne-Stokes Respiration in Acute Ischemic Stroke. J Clin Neurol 14：542-548, 2018

Brack T, et al：Daytime Cheyne-Stokes respiration in ambulatory patients with severe congestive heart failure is associated with increased mortality. Chest 132：1463-1471, 2007

神経集中治療における脳機能モニタリングの進歩．神経治療学 36；487-491, 2019

梁　成勲ほか：神経集中治療における脳機能モニタリングの進歩．神経治療学 36；487-491，2019

5　意識を失わないためにできることは？

安心院康彦：意識障害の原因と評価法　脳神経外科診療プラクティス 4：174-181，2014

8　治療後も意識が回復しない場合、遷延性意識障害って何？

太田富雄，他：植物症ーその概念と今後の問題点ー．神経研究の進歩 20：816-25，1976

The Multi-Society Task Force on PVS：Medical aspects of the persistent vegetative state. N Engl J Med 330：1499-508, 1994

Giacino JT, et al：The minimally conscious state：definition and diagnostic criteria. Neurology 58：349-53, 2002

10　自宅でもリハビリテーションはできるの？

Hillier S, et al：Rehabilitation for community-dwelling people with stroke：home or centre based? A systematic review. Int J Stroke 5：178-186, 2010

11　家族の心のケアとレスパイトはどうするの？

大沢愛子：家族の心身の負担とレスパイトケア．医療従事者のための意識障害管理ハンドブックー急性期・慢性期・遷延性意識障害まで．日本意識障害学会　加藤庸子・黒岩敏彦監修/永山正雄・足立好司・深谷親編集，p242-246, MC メディカ出版，2023

12　意識ってどうなっているの？

守谷 俊，他：意識と意識障害　日本神経救急学会雑誌 28：1-4　2016.

守谷 俊：意識・意識障害をめぐる基礎医学から見た病態生理．意識障害管理ハンドブック．加藤庸子・黒岩敏彦監修，p45-58，メディカ出版，2023

Wijdicks EFM：The Ascending Reticular Activating System. Neurocrit Care 31：419-422, 2019

14　入院後、意識がすぐに回復しないときは？

日本救急医学会，ほか(監)：意識障害の初期診療の標準化．ACEC ガイドブック 2019．へるす出版，2019

永山正雄，梁 成勲：非痙攣性てんかん重積状態に関する諸問題─臨床と研究の進歩．67(5)：553-562，2015

Claassen J, et al. Detection of electrographic seizures with continuous EEG monitoring in critically ill patients. Neurology；62(10)：1743-1748, 2004

16　てんかんを起こしたら車の運転はできないの？

「てんかん診療ガイドライン」作成委員会編：てんかん診療ガイドライン2018，医学書院，2018

17　スポーツで脳しんとうになったら？

荻野雅宏，中山晴雄，重森裕，et al. スポーツにおける脳振盪に関する共同声明─第5回スポーツ脳振盪会議(ベルリン，2016)─解説と翻訳．神経外傷42：1-34，2019．https://doi.org/10.32187/neurotraumatology.42.1_1

Patricios JS, Schneider KJ, Dvorak J, et al. Consensus statement on concussion in sport：the 6th International Conference on Concussion in Sport–Amsterdam, October 2022. Br J Sports Med 57：695-711, 2023. https://doi.org/10.1136/bjsports-2023-106898

日本臨床スポーツ医学会　学術委員会　脳神経外科部会．頭部外傷10か条の提言，第2版，2015．https://concussionjapan.jimdofree.com

19　意識が悪い人でもリハビリテーションするの？

Kokuwa R, Uehara S, Kajiura S, Onaka H, Yagihashi K, Katoh M, Tanikawa A, Sakuragi C, Inamoto Y, Morita I and Otaka Y. Recovery of cognitive and behavioural function during long-term inpatient rehabilitation in patients with moderate-to-severe traumatic brain injury：evaluation of a retrospective case series. J. Rehabil. Med. Clin. Commun. 2021；4.

21　意識が回復しない方へのニューロモジュレーション治療とは？

Thibaut A, et al. tDCS in patients with disorders of consciousness：sham-controlled randomized double-blind study. Neurology. 82(13)：1112-8. 2014.

Thibaut A, et al. Controlled clinical trial of repeated prefrontal tDCS in patients with chronic minimally conscious state. Brain Inj. 31(4)：466-74. 2017.

Estraneo A, et al. Repeated transcranial direct current stimulation in prolonged disorders of consciousness：A double-blind cross-over study. J Neurol Sci. 375：464-70. 2017.

Zhang Y, et al. Transcranial Direct Current Stimulation in Patients with Prolonged Disorders of Consciousness：Combined Behavioral and Event-Related Potential Evidence. Front Neurol. 8：620. 2017.

Nitsche MA, et al. Excitability changes induced in the human motor cortex by weak transcranial direct current stimulation. J Physiol. 527 Pt 3：633-9. 2000.

22　意識障害に音楽が効くって本当？

足立好司：音楽療法，医療従事者のための意識障害管理ハンドブック，加藤庸子・黒岩敏彦監修，p178-185，メディカ出版，2023

Nordoff P, et al.：Creative music therapy, John Day, 1977

野田 燎：音楽運動療法入門，工作舎，2010

●監修

一般社団法人 日本意識障害学会

加藤 庸子　一般社団法人 日本意識障害学会 代表理事
藤田医科大学ばんたね病院脳神経外科 教授

黒岩 敏彦　大阪医科薬科大学 名誉教授／春秋会城山病院 理事長

●総括編集

永山 正雄　国際医療福祉大学成田病院脳神経内科・予防医学センター 教授

みんなが知りたい
意識障害がわかる本

2024年7月23日　初版第1刷発行

監　修＊一般社団法人 日本意識障害学会
加藤 庸子・黒岩 敏彦

総括編集＊永山 正雄

発行者＊西村 正徳

発行所＊西村書店
東京出版編集部　〒102-0071 東京都千代田区富士見2-4-6
Tel.03-3239-7671　Fax.03-3239-7622
www.nishimurashoten.co.jp

印刷＊三報社印刷株式会社　製本＊株式会社難波製本

ISBN 978-4-86706-052-0 C0047